Eduard Caspar Jacob von Siebold

Anleitung zum geburtshilflichen technischen Verfahren am Phantome

als Vorbereitung zur künftigen Ausübung der Geburtshilfe

Verlag der Wissenschaften

Eduard Caspar Jacob von Siebold

Anleitung zum geburtshilflichen technischen Verfahren am Phantome
als Vorbereitung zur künftigen Ausübung der Geburtshilfe

ISBN/EAN: 9783957003676

Auflage: 1

Erscheinungsjahr: 2015

Erscheinungsort: Norderstedt, Deutschland

Hergestellt in Europa, USA, Kanada, Australien, Japan
Verlag der Wissenschaften in Hansebooks GmbH, Norderstedt

Anleitung

geburtshülflichen technischen Verfahren

Phantome,

als

Vorbereitung

zur künftigen Ausübung der Geburtshülfe.

Von

Eduard Casp. Jac. v. Siebold,

der Philosophie, Medicin und Chirurgie Doctor, Privatdocenten an der Königl. Preufs. Universität zu Berlin, und erstem Assistenten bei der königl. Entbindungsanstalt daselbst.

Berlin,
bei Theodor Christian Friedrich Enslin.
1828.

„Ohne Erfahrung wäre die Gelehrsamkeit, ohne die Gelehrsamkeit wäre die Erfahrung nicht hinlänglich: wir müssen beide vereinigen, die Bücher und die Menschen studieren, die Toden und die Lebenden um Rath fragen, alle unter sich vergleichen, ihren vereinten Rath bei allen Gelegenheiten mit der möglichsten Scharfsicht anwenden, mit unsern Beobachtungen verbinden, und durch unser eigenes Genie aus allen die Regeln unsers Betragens ziehen."

Zimmermann.

Vorrede.

Vorreden gleichen Empfehlungsbriefen, die man seinen Lieben mit in die Welt giebt, um ihnen durch diese eine günstige Aufnahme zu verschaffen: gleich solchen Briefen werden sie nur flüchtig gelesen, man will den Ueberbringer erst selbst prüfen, will sich überzeugen, ob er würdig ist des Vertrauens, welches sein Maecen in ihn setzt, und ob er auch wirklich allen Erwartungen entspricht, die solche Anmeldungen von ihm verkünden. Kömmt nun noch hinzu, dafs der Verfasser des Buchs und des Vorworts ein und dieselbe Person ist, dafs es das Erstemal ist, dafs er mit einer solchen Arbeit die schriftstellerische Bahn betritt, so mag es Niemand wundern, wenn derselbe nur schüchtern und ängstlich seine Schrift dem geneigten Leser überreicht, wohl wissend, dafs weder der gute Willen, noch die reine Absicht, nur Nutzen zu stiften, dem unternommenen Werke als Empfehlung dienen können: letzteres mufs sich selbst bewähren, es mufs für seine Zweckmäfsigkeit den eigenen Beweis führen, und nur dann kann es diejenige Aufnahme hoffen, welche freilich jeder Schriftsteller so gerne seinem Kinde schon im Voraus zusichern möchte. Gegenwärtige Schrift ist zunächst bestimmt, den Zuhörern des Verfassers, er wagt es noch nicht, sie seine Schüler zu nennen, eine Anleitung in die Hände zu geben, nach welcher er seinen Unterricht in dem praktischen Theile der Entbindungskunst, und besonders den seiner Uebungen am Phantome einrichtet. Die Absicht, welche er bei der Herausgabe dieses Buchs vor Augen hat, ist wohl eine doppelte: einmal kann sich der Zuhörer auf das vom Lehrer Vorzutragende selbst vorbereiten, zweitens kann er aber auch das Gehörte und Eingeübte wiederholen, insofern der Verfasser diese Anleitung den mündlichen Lehren und den anzustellenden Uebungen zum Grunde legt. Letztere werden weit besser haften, wenn dem zu Unterrichtenden die Grundsätze in die Hände gegeben sind, nach welchen sich der Lehrer richtet, wenn jener den Leitfaden besitzt, welchen dieser beim Unterrichte verfolgt, und an den er nur manches noch anzureihen hat, um vollständig das sich vorgesteckte Ziel zu erreichen. Manches erspart sich der Lehrer, welchem die Zeit des Unterrichts werth und theuer ist, wenn er seinem Schüler eine Skizze des Abzuhandelnden in die Hände giebt, dieser schon vorher erfährt, worauf es eigent-

lich ankomme, was ihn beschäftigen werde,
und auf welche Dinge er den gröfsten Werth
zu legen habe. Der Verfasser hofft indessen,
mehr als blofse Skizze seinen Zuhörern übergeben zu können, da er sich nicht mit dem
blofsen Verzeichnisse einer systematischen
Uebersicht der praktischen Uebungen am Phantome begnügt hat; im Gegentheile ist er überall sehr ins Einzelne gegangen, und hat die
anzustellenden Uebungen so genau als möglich zu beschreiben gesucht, damit auch derjenige, welchem mündliche Nachhülfe mangeln
sollte, bei einiger Aufmerksamkeit und anzuwendendem Fleifse nach dem Gelesenen sich
in der geburtshülflichen Technic zurecht finden könne. Bei solchem Bestreben, sich so
deutlich als möglich zu machen, konnte es indessen nicht vermieden werden, an manchen
Orten weitläuftiger über einzelne Gegenstände
zu werden, und mag hier nur die lautere Absicht des Verfassers, recht verständlich zu sein,
zur Entschuldigung für so manche Längen dienen, von denen er indessen hofft, dafs sie gewifs denjenigen, welche sich mit dem geburtshülflichen praktischen Verfahren recht vertraut
machen wollen, zu Statten kommen werden.
Gern gesteht aber der Verfasser ein, dafs ihm
diese genaue Beschreibung einzelner Handgriffe nicht wenig Mühe gemacht, dafs er
manche Paragraphen wohl mehr als zehnmal
umgearbeitet habe, bis er am Verständlichsten
zu sein glaubte: ja er verliefs sich hierin kei-

neswegs auf sein eigenes Urtheil, sondern las zuletzt einem Freunde das Niedergeschriebene vor, der am Phantome genau nach den angegebenen Worten die einzelnen Handgriffe vornehmen mufste, und nur dann, wenn dieser nach dem Vorgelesenen das Rechte traf, begnügte sich der Verfasser mit seinen Angaben. Ein solches Verfahren liefs das Undeutliche immer bald herausfinden, und forderte in diesem Falle zu neuen Aenderungen auf. Dafs über Manches auch die Urtheile anderer Geburtshelfer gehört, dafs auf ihre Verfahrungsweisen oft aufmerksam gemacht werden mufste, konnte unmöglich ausbleiben, und mag dies der Hinweisung auf die Schriften jener, überhaupt der angeführten Literatur zur Entschuldigung dienen: der Verfasser glaubte aber, dafs letztere gerade um so weniger bei einer Arbeit fehlen dürfe, welche die neusten Fortschritte der Geburtshülfe angeben und lehren sollte. Auch hat der Verfasser dieselbe meistens in den Anmerkungen mitgetheilt, so dafs sie auf denjenigen, welcher den gelehrten Umgang mit den niedergeschriebenen Denkmälern unserer Kunst weniger liebt, durchaus nicht störend wirken soll. Freilich wird einer strengen Kritik vielleicht Einzelnes in diesen Noten aufstofsen, was gerade nicht unmittelbar zum Zwecke dieses Buchs gehört: allein vom Anfange seiner Studien an ist dem Verfasser nichts verhafster gewesen, als das mechanische, handwerksmäfsige trockne Beschäftigen mit einem Gegenstande, ohne nach rechts und links schauen, und so manches mit hereinziehen zu dürfen, was ihm den begonnenen Pfad zu verschönern und angenehmer zu machen im Stande gewesen wäre. Mögen daher diese kleinen Abschweifungen ihm verziehen werden, von denen er überdies versichern zu können glaubt, dafs keine einzige störend auf den Zusammenhang einwirkt. Auch könnten höchstens nur solche Ingenia humi serpentia, welche dem Geiste in dieser Beziehung so gerne Fesseln anlegen möchten, sich dagegen erheben, und diese hat der Verfasser nie gefürchtet.

Was der Verfasser der allgemein geachteten Schule, in welcher er seine ganze geburtshülfliche Bildung zu empfangen das Glück hatte, und den aus ihr hervorgegangenen, ihm zunächst liegenden Schriften schuldig ist; was er aber auch den Arbeiten und Verdiensten eines v. Froriep, Fr. Benj. und Joh. Fr. Osiander, Stein, Wigand und and. um die praktische Geburtshülfe zu danken, und in wiefern er sie benutzt hat, wird eben aus der angeführten Literatur und aus der Berücksichtigung der Leistungen dieser Männer hervorgehen, indem er es sich zum strengsten Gesetz gemacht hat, überall die Quellen genau anzugeben, aus denen er geschöpft hat. Nur vor einem polemisirenden Tone hat er sich wohl in Acht genommen, und wenn er nach seiner innigsten Ueberzeugung in seiner Schrift auch ein paarmal gegen die Meinungen anderer neuerer Schriftsteller sprechen mußte, was gerade bei einer Arbeit, wie die vorliegende, unvermeidlich sein konnte, so glaubt er doch versichern zu können, daß ihn hiebei nur die gute Sache geleitet habe, keineswegs aber eine eitle Ruhmsucht, sich auf Kosten Anderer einen Namen und eine gewisse Berühmtheit zu erwerben, welche dann freilich derjenigen so ziemlich gleich kommen würde, die sich jener frevelnde Epheser durch die Verbrennung des herrlichen Dianentempels seiner Vaterstadt zu verschaffen gestrebt hat.

So möge denn diese Arbeit friedlicher Stunden ihren Zweck nicht verfehlen: möge sie sich einer eben so günstigen Aufnahme zu erfreuen haben, als die frühern literarischen Versuche des Verfassers erfahren haben. Jeder freundliche, auf Erfahrung gegründete Wink in Beziehung auf Verbesserungen u. s. w. soll mit dem wärmsten Danke angenommen und gewiß berücksichtigt werden; denn nur dadurch, daß wir einander wechselseitig in unsern literarischen Bestrebungen unterstützen, daß wir mit vereinten Händen an dem großen Bau der Wissenschaft arbeiten, kann diese allein gefördert und zum erwünschten Ziele gebracht werden.

Berlin, den 24ten December 1827, am heiligen Christ-Abend.

Ed. v. Siebold.

Einleitung.

§. 1.

Der Zweck der Geburtshülfe ist ein rein praktischer, es soll nämlich dem menschlichen Geschlechte durch sie Hülfe geleistet werden: dem weiblichen Menschen kömmt diese direkt zu statten, dem Manne aber indirekt durch Erhaltung seines Gezeugten, und durch Rettung derjenigen, die bestimmt ist, mit ihm Hand in Hand durch das Leben zu wandeln. Es müssen also an die Geburtshülfe dieselben Anforderungen gemacht werden, welche die innere Medicin und die Chirurgie, gleichfalls praktische Wissenschaften, erfahren müssen.

Anmerk. 1. Wie die Alten das ganze Feld der Heilkunde in drei Theile getheilt haben, in die Diätetik, Pharmacie und Chirurgie (Vergl. Celsus lib. I. Praefat.), so möchte nach dem heutigen Standpunkte unserer Doctrin eine dreifache Eintheilung zwar beibehalten werden, nur mit dem Unterschiede, dafs sich die Namen änderten, und dafs wir setzen möchten: 1) innere Medicin, 2) Chirurgie, 3) Geburtshülfe.

Anmerk. 2. Eine Eintheilung der Entbindungskunde, ohne Zweifel jener der Heilkunde von Celsus nachgebildet, finde ich in einem neusten Handbuche der Geburtshülfe von R. Ferd. Hussian. Wien 1827. 8. 1. Bd. §. 3.

Er theilt sie nämlich in die diätetische, medicinische und chirurgische. Letztere Abtheilung erinnert zu sehr an den alten Streit, die Geburtshülfe sei Theil der Chirurgie, den doch niemand als längst entschieden wieder auffrischen wird. S. meine Commentatio, an ars obstetricia sit pars chirurgiae. Gotting. 1824. 4.

Anm. 3. Man unterscheide wohl die Wissenschaft einer Kunst; jede praktische Doctrin hat auch ihre wissenschaftliche Seite, sie arbeitet also nach zwei Seiten hin, die praktische ist aber die hauptsächlichste, der Zweck; aber ohne Wissenschaft wird dieser nicht erreicht werden. Beide Theile sind jetzt unzertrennbar, da es schon längst möglich war, aus den Erfahrungen früherer Zeiten und nach dem Fortschreiten der Künste und Wissenschaften ihre Theorie zu bilden. Das „Medicina quondam paucarum fuit scientia . berbarum." des Seneca gilt jetzt nicht mehr. „Necessitas medicinam invenit, experientia perfecit." Bagliv.

§. 2.

Zweifach ist der Weg, den diejenigen einschlagen müssen, welche sich dereinst der Behandlung innerer Krankheiten widmen wollen. Nicht blofses Hören therapeutischer Vorlesungen, fleifsiges Nachlesen der besten Werke desselben Inhalts werden den grofsen Arzt bilden; er mufs die sich angeeigneten Lehren in der medizinischen Klinik, am Krankenbette, in Anwendung setzen lernen unter der Anleitung eines erfahrenen, bewährten Lehrers. Er mufs beobachten lernen und besonders prüfen, ob das Gelesene, ob die ihm übergebenen Lehren sich auch bewähren an dem ewig wahren Probiersteine der Natur; er mufs nach und nach selbst handeln, und so ein gewisses Selbstvertrauen zu erlangen suchen, um demnächst auch ohne Beistand seine Kunst ausüben zu können.

Anm. Wollte man ein Mittelglied hier einschieben, so wäre dies die medicinische Kasuistik, d. h. das Studium einzelner praktischer Fälle und die damit verbundene Uebung, sie dem Schüler zur Beurtheilung vorzulegen, ihm es zur Entscheidung anheimzustellen, wie er dabei gehandelt hätte. Doch steht solches bei weitem dem Beobachten am Krankenbette nach, es ist mehr nur ein etwas ausgeführteres Studium der Theorie, was aber nie allein gute Praktiker bilden wird.

§. 3.

Die Chirurgie, im strengsten Sinne des Worts, hat vermöge ihres Zwecks schon bei weitem mehr ein solches Mittelglied nöthig. Zwischen dem Studium derselben und der wirklichen Ausübung (chirurg. Klinik) liegen die Operations-Uebungen an Leichnamen in der Mitte. Sie müssen die Hand des Chirurgen bilden, er mufs die einzelnen Methoden, wie er diese oder jene Operation ausführen will, an todten Massen lernen, wo er nicht schaden kann, wenn er dieselben noch nicht recht inne hat, und der Lehrer kann ihm nur dann erst Operationen an Lebenden anvertrauen, wenn er sich vorher an Leichen gehörig geübt hat. Dafs indessen angebornes Genie, grofser Fleifs und Aufmerksamkeit diese Uebungen in einzelnen Fällen entbehrlich machen können, wird gewifs niemand läugnen.

Anm. Letzteres beweisen uns auch wieder die Alten, die trotz dem, dafs sie sich aus bekannten religiösen Gründen nicht an Leichen üben konnten, dennoch an Lebenden genug operirten. Dafs sich aber die operative Chirurgie dann erst, als man an Leichnamen die einzelnen Operationen zuvor versuchen konnte, der gröfsten Verbesserungen erfreute, darauf braucht hier gewifs nicht erst aufmerksam gemacht zu werden.

§. 4.

Der Geburtshülfe endlich ist ein solches mittleres Glied durchaus unentbehrlich, und mit Recht zerfällt der ganze Unterricht der Entbindungskunde:

a) in den mündlichen Vortrag,
b) in die Anweisungen zu Uebungen am Phantome und an Leichnamen,
c) in den praktischen Unterricht an einer Entbindungsanstalt. (Geburtshülfliche Klinik).
Vergl. Lehrbuch der theoretisch-praktischen Entbindungskunde von El. v. Siebold. I. Bd. Nürnberg 1824. §. 11.

Gerade bei einer Kunst, wo es so sehr auf Handgriffe, auf mechanisches Handeln ankömmt, hängt ja alles von dieser mechanischen Fertigkeit ab; der Lehrer kann des Schülers Hand nicht hineinbegleiten in den uterus, in diesen dunklen Schauplatz seines Wirkens; der Schüler ist hier einzig und allein auf sich angewiesen, und möge ja hier nichts eher unternehmen, bis er lange Zeit vorher unter gründlicher Anleitung sich am Phantome und an Leichen hinlänglich geübt hat. Dies Wirken im Dunkeln, wo das Auge nicht hinreicht, sondern wo uns nur ein durch Uebung erlangtes Gefühl leiten mufs, setzt gewifs hinsichtlich der Schwierigkeit der Ausübung die Entbindungskunde weit über die Chirurgie.

Anm. 1. Es kömmt zwar bei der Ausübung der Geburtshülfe nicht allein darauf an, die Zange gut anzulegen, manuelle Fertigkeit im Wenden u. s. w. sich angeeignet zu haben: der Geburtshelfer mufs mehr verstehen, als das eben angeführte, wenn er nicht zu einem blofs mechanischen Handlanger sinken will, der nur als ein Indicatum in Fällen, wo die Kunst nöthig ist, angewendet werden kann: er mufs auch ärztlich schwere Fälle zu behandeln wissen, mit einem Worte, er mufs die medicinische Geburtshülfe, eine in neuern Zeiten mehr gehegte Wissenschaft, inne haben. Indessen sind doch jene Fertigkeiten für einen Geburtshelfer, der omnibus numeris absolutus sein soll, unerläfslich: er wird gewifs die Gränzen finden, wo dann die Kunst in Wirksamkeit treten

muſs, um zwei theure Leben zu retten, und Wohl dem
Geburtshelfer, der sich nicht in die Reihe derjenigen zu
zählen braucht, die vielleicht aus Mangel an manueller Ge-
schicklichkeit die Gränzen der Natur zu weit hinausstecken,
von dieser zu viel erwarten, und darüber alles verlieren!
Anm. 2. Ist gleich die Ausübung der Entbindungskunde schwieriger, wie die der Chirurgie, und sind auch
deshalb Männer, die sich in jener auszeichnen, seltener:
so giebt ihr dies doch keinen Vorzug. Alle praktischen
Wissenschaften führen nach einem gemeinsamen Ziele, und
stehen sich daher alle an Werthe gleich: daher es lächer-
lich ist, über den Vorzug derselben vor einander zu strei-
ten. Dagegen ist es eine leicht zu entschuldigende Sache,
wenn der einzelne die Wissenschaft, welche er sich zur
nähern Erörterung und Kultivirung auserwählt, mit einem
Worte, die er zu seinem Fache gemacht hat, vor allen
andern schätzt, und ihr daher einen (freilich nur indivi-
duellen) Vorzug vor den andern giebt.

Roederer Oratio de artis obstetriciae praestantia,
quae omnino eruditum decet, quin imo requirit. in opusc.
medic. Goetting. 1763. 4. No. 1.

§. 5.

Es giebt Aerzte, welchen Mangel an gehöriger Ge-
sundheit und Kraft, fehlendes mechanisches Geschick,
andere Verhältnisse, wohin wir auch Abneigung gegen
alles geburtshülfliche Wirken rechnen müssen, die Ausübung der Manual- und Instrumental-Geburtshülfe unmöglich macht. Indessen müssen diese das Studium
der Entbindungskunde nie ganz umgehen; sie müssen
es so gut treiben, wie solche, die sich ihm ganz widmen wollen. Sie müssen vor allen die dahin gehörige
Diagnose und Prognose zu befestigen suchen, denn
wie oft kommen sie nicht später in die Lage, ihren
Rath in solchen Fällen zu ertheilen; von ihrem Urtheile
hängt ja dann so manches ab, und es ist ja das wichtige Kapitel der Frauenzimmerkrankheiten, was doch

auch in die Sphäre jedes Arztes gehört, welches aus der Lehre der Entbindungskunde so manchen Aufschluſs erhält. Man denke nur, wie diese Uebel manchmal Folge früherer Entbindungen sein können, und der Arzt, der sie dann heilen soll, muſs doch auch mit der Lehre desjenigen, von dem diese Krankheiten ausgehen, einigermaſsen vertraut sein. Das manuelle wird zwar einen solchen Arzt weniger interessiren, und es ist zu seiner Ausbildung auch durchaus nicht nothwendig; indessen darf er es doch nicht ganz umgehen, da es doch auch zur vollständigen Würdigung der ganzen Entbindungskunde gehört.

Anm. Die so sehr wichtige Untersuchungslehre sollte kein Arzt versäumen, und er kann sie sich nur aus den praktischen Uebungen, theils am Phantome, theils bei solchen, die an Schwangern, Gebärenden u. s. w. angestellt werden, also in der geburtshülflichen Klinik, aneignen. Es klärt die Exploration oft den ganzen Zustand einer Krankheit des Weibes auf, da ja die innern Genitalien, besonders der uterus, eine so bedeutende Rolle spielen, und die unter den verschiedenartigsten Formen auftretenden Uebel begründen. Kein Wunder, wenn Aerzte, die mit jener Kunst nicht vertraut sind, die Krankheit nicht nur nicht heben, sondern unter ihrer Behandlung dieselbe immer mehr zunimmt, der Arzt zuletzt seinen Kredit verliert, und sich die Frauen dann an den Geburtshelfer wenden, welcher die Krankheit richtig erkennen und die gehoffte Heilung zu Stande bringen wird. „Cujus rei non est certa cognitio, ejus opinio certum remedium habere non potest." Cels.

§. 6.

Unerläſslich dagegen sind diese Uebungen für denjenigen Arzt, welchen Lust und Liebe bestimmen, sich ganz der Ausübung der Entbindungskunde hinzugeben. Hier wendet er die Regeln, die ihm die Lehre der prakti-

schen Entbindungskunde gegeben, selbst an, doch so,
dafs, wenn er dieselben noch nicht ganz inne hat, er
nicht schaden kann. Was ihm dort der blofse Vortrag
gelehrt hat, das lehrt ihn hier das eigene Handanlegen,
das so lange zu wiederholende Ueben, bis er die dazu
erforderliche Fertigkeit erlangt hat, und sich nun getraut,
auch an Lebenden seine Kunst zu versuchen.

Anm. Es ist daher auch zu jeder Zeit auf solche
Uebungen Rücksicht genommen worden, und man hat gerade in der neuern Zeit durch Erfindung mancher Hülfsmittel zu diesem Zwecke auch jene weiter, wie vormals,
gebracht. Dahin gehört z. B. die Erfindung und spätere
Vervollkommnung der Phantome oder der Entbindungsma-
schinen, von welchen das schönste und künstlichste, in
Strafsburg verfertigt, im Entbindungshause zu Göttingen
sich befindet. Vergl. Langsdorf diss. Phantasmatum sive
machinarum ad artis obstetriciae exercitia facientium vulgo
Fantôme dictarum brevis historia. Gött. 1797. 4.

Eben so mufs hier angeführt werden die Verfertigung der
künstlichen Scheidenportionen, die nach und nach zu einer
grofsen Vollkommenheit gebildet worden sind. Die ersten
soll eine Demois. Biheron in Paris 1770 angegeben haben, (S. v. Froriep theoretisch-praktisch. Handbuch der
Geburtshülfe. 8te Ausg. Weimar 1827. 8. pag. 49.), ein
Frauenzimmer, welches sich auch durch ihre Geschicklich-
keit im Verfertigen anatomischer Wachspräparate berühmt
gemacht hatte. (S. Osianders Lehrb. der Entbindungskunst. 1. Th. liter. und pragmat. Geschichte dieser Kunst.
Gött. 1799. 8. §. 295.) Später vervollkommneten diese
Hysteroplasmata Osiander, v. Froriep, v. Siebold etc.
(S. Hysteroplasmata oder Nachbildungen der Vaginalportion des uterus und des Muttermundes — von Dr. L. F.
Froriep. Mit dem Touchierapparate in einem Etui. Weimar 1802. 8.).

Es erschienen diese Nachbildungen der Scheidenportionen von Seife, Pappe, Thon, ja selbst von Bernstein, wie
mein Vater ein solches Kästchen mit Scheidenportionen

aus gedachtem Stoffe neulich aus Königsberg in Preufsen geschickt bekam, an welchen man freilich mehr die Kunst und plastische Schönheit bewundern mufs, als die treue Nachbildung der Natur Die besten und mit der Natur am übereinstimmendsten hinsichtlich der Form sowohl als der Masse sind die elastisch-lackirten nach von Siebold's Angabe. Sie werden in Potsdam verfertigt bei Ernst Stüwe, Breite Strafse No. 35.

§. 7.

Diesem zweiten Theile des ganzen geburtshülflichen Unterrichts sind nun die nachstehenden Blätter gewidmet: sie sollen eine Anweisung geben, wie diese Uebungen am zweckmäfsigsten angestellt werden, welche Reihenfolge derselben zu beobachten ist; es soll gezeigt werden, wie sie sich genau anschliefsen an den Vortrag des praktischen Theils der Entbindungskunde, und wie sie nach denselben Principien, die jenen leiten, vorgenommen werden müssen. Es bildet demnach dieses Schriftchen die Theorie der praktischen Uebungen; die Praxis selbst mufs manuell vorgenommen werden, und nur zu dem Wie? soll hier die Anleitung gegeben werden.

§. 8.

Was die Zeit anbetrifft, wann diese Uebungen am besten vorzunehmen sind, so versteht es sich von selbst, dafs der Schüler bereits mit dem Objekte der Geburtshülfe vertraut sei: der mündliche Vortrag über dieselbe mufs also vorangegangen sein. Sie werden also am zweckmäfsigsten zwischen diesem und zwischen der geburtshülflichen Klinik eingeschoben. Indessen können sie zugleich mit letzterer, unbeschadet ihrem Nutzen, besucht werden; eben so können sie da, wo es üblich ist, die Geburtshülfe in zwei Theilen vorzutragen, zugleich dann vorgenommen werden, wenn der Schüler mit dem praktischen Theile beschäftigt ist. Das

Theoretische des Fachs muſs indessen auf alle Fälle vorhergehen, wenn der wahre Nutzen eintreffen soll. Vergl. El. v. Siebold über Methodenlehre der Entbindungskunst. In dessen Lucina. I. Bd. 1. Hft. Leipz. 1804. 4. p. 1.

Anm. Die Uebungen mit den Vorlesungen über den praktischen Theil der Geburtshülfe so zu vereinigen, daſs sie in ein und derselben Stunde mit letzterm abgemacht werden, kann ich nicht billigen: zu wenig wird in diesem Falle der Schüler geübt, was natürlich in der beschränkten Zeit liegt, der Lehrer muſs vorwärts eilen, kann also auf die noch mangelnde Fertigkeit des Schülers nicht gehörig Rücksicht nehmen. Ueberdem wird das Fach da durch zu stiefmütterlich behandelt, wenn zu rasch darüber weggegangen, und nur auf die Klinik selbst losgeeilt wird. (Funk etwas über die Nothwendigkeit, mehr Zeit auf das Studium der Geburtshülfe zu verwenden in Baldinger's neuem Magazine für Aerzte. Bd. XIV. 2. St.). Wenn auch gleich der Schüler durch tüchtiges Studium der Anatomie, Physiologie, Pathologie etc. schon vieles mit hinein nimmt in das Beschäftigen mit der Geburtshülfe, und es daher scheinen möchte, als könne man über diesen oder jenen Punkt schneller weggehen, so ist das gewiſs ein falscher Schluſs. Die Physiologie z. B. kann nicht im Auge haben, ob sie für einen Naturforscher, für einen Geburtshelfer u. s. w. lehre; das Specielle daraus in suum colorem mutare, um so speciellste Theile der Physiologie zu schaffen, (Physiologia applicata) ist Pflicht der einzelnen Wissenschaften. Geschieht das nicht, so ist die Folge, daſs in einzelnen Fällen sich eine Doctrin auf die andere verläſst, und so gar keine vorwärts gebracht wird.

§. 9.

Eine kurze Uebersicht, wie die nachstehenden Uebungen auf einander folgen müssen, wodurch zugleich ein Ueberblick über das Ganze erlangt wird, ist folgende:

Ehe in der Geburtshülfe zu dieser oder jener Hülfe geschritten werden kann, mufs der Fall erst gehörig diagnosticirt werden. Nur die Exploration giebt uns darüber Aufschlufs; sie ist der wichtigste, aber auch der schwerste Theil unsers Fachs, erfordert ungemein viel Uebung, von ihr hängt alles ab. Daher der erste Hauptabschnitt die praktischen Uebungen im Untersuchen in sich begreift. Diese zerfallen nun in:

1) Untersuchung des Beckens.
  a) Des normalen.
  b) Des regelwidrigen.
  c) Uebungen in der Beckenausmessung, sowohl mittelst der Hand, als durch Instrumente.
2) Untersuchung der innern weichen Geburtstheile, besonders der Scheidenportion.
  a) Der nicht schwangern.
  b) Der schwangern.
  c) Derjenigen, bei welcher bereits die Geburt eingetreten.
3) Untersuchung der verschiedenen Kindeslagen.
  a) Der normalen Kopflagen.
  b) Der abnormen Kopflagen.
  c) Der übrigen Lagen, bei welchen die Natur noch die Geburt beenden kann (Steifs- und Fufslagen).
  d) Der Queerlagen.
4) Untersuchungen, die sich auf die Nachgeburt beziehen.

Der zweite Hauptabschnitt begreift in sich die Uebungen in der Hülfe bei normalen und natürlichen Geburten.

1) Behandlung der natürlichen Kopfgeburten.
2) Behandlung der natürlichen Fufs- und Steifsgeburten.

Als Anhang die Behandlung der umschlungenen Nabelschnur und das künstliche Wassersprengen.

Der dritte Hauptabschnitt handelt endlich von den geburtshülflichen Operationen, die durch die Hand oder durch Instrumente zu verrichten sind. Es zerfällt dieser Abschnitt in zwei Unterabtheilungen:
1) Operationen, wobei keine schneidenden Instrumente nöthig sind.
  a) Die künstliche Fufsgeburt.
  b) Die künstliche Steifsgeburt.
  c) Die Wendung.
  d) Die Zange.
  e) Die Nachgeburtsoperationen.
2) Operationen, welche die Anwendung schneidender Instrumente erfordern:
  a) Kaiserschnitt.
  b) Perforation.

Anm. Die beiden letztgenannten Operationen liegen eigentlich aufser dem Bereiche der Uebungen am Phantome, da sie nur an Kadavern geübt werden können. Sie sind indessen der Vollständigkeit wegen mit aufgenommen worden, und wo Gelegenheit dazu ist, müssen sie auch in Verbindung mit den Phantomübungen an Leichen vorgenommen werden, da sie streng in die Reihe der geburtshülflichen Operationen gehören. In dieser Beziehung kann aber auch nur von dem Manuellen bei ihrer Beschreibung die Rede sein, keineswegs aber von den Indicationen u. s. w.

§. 10.

Am Schlusse endlich mögen hier diejenigen Hülfsmittel verzeichnet stehen, welche zu Anstellungen von solchen Uebungen durchaus nothwendig sind. Dahin gehören:
1) Becken, und zwar normale, woran die Bänder präparirt sind, (natürliche), so wie auch abnorme.
2) Ein Phantom. Gut ist es, wenn deren zwei vorhanden sind, sowohl eins mit einer Gebärmutter und fühlbarem ausgedehnten Muttermunde, als eins,

woran diese fehlt. Nach der Angabe meines Vaters ist ein ausgedehnter uterus von Leder so in einem Phantome angebracht, dafs er nach Belieben beibehalten oder entfernt werden kann; dabei kann der Muttermund nach Belieben verengert oder erweitert werden. (S. El. v. Siebold über praktischen Unterricht in der Entbindungskunde. Nürnb. 1803. 8. pag. 12.). Ein wirkliches Becken mufs aber schlechterdings einem solchen Phantome zur Basis dienen. (Vergl. Anna Bemerkungen über des H. Prof. Froriep Phantom aus papier maché in v. Siebold Lucina. Bd. II. Heft 2. 1805. S. 57.).

3) Die lackirten Scheidenportionen nach v. Siebolds Angabe. Vergl. oben §. 6. Anmerk.

4) Mehrere Puppen, so wie auch Nachgeburten mit Nabelstrang von Leder.

5) Ein von Holz gut geschnitzter Kinderkopf mit daran befindlichem Halse; Fontanellen und Nähte müssen an ihm deutlich angebracht sein. Er dient dazu, die Kopflagen sichtbar zu versinnlichen.

6) Ein Kinderleichnam ist durchaus unentbehrlich, theils zum Untersuchen der Lagen, theils auch, um bei Wendungen die Wichtigkeit der Artikulationen zu zeigen, Das lederne Kind bricht nicht entzwei, wohl aber der Kinderleichnam, wenn er ungeschickt gehandhabt wird.

6) Eine Gebärmutter von weichem Leder, um Inversionen u. s. w. daran zu zeigen.

7) Endlich versteht es sich von selbst, gehören die gebräuchlichsten geburtshülflichen Instrumente hieher, Zangen, Beckenmesser, Wassersprenger u. s. w., wenn auch die letztgenannten Instrumente mehr des geschichtlichen Werthes wegen vorgezeigt werden müssen. Vergl. den folg. §.

Anm. Die hier angegebenen Hülfsmittel sind die nothwendigsten; aufserdem ist noch zu beachten das Pelviarium von Froriep, zur nähern Bezeichnung der Beckenaperturen, der Durchmesser an demselben u. s. w. S. Froriep über das Pelviarium von Papier-maché. Weimar 1805. — Zu Nr. 5. im §. ist auch ein gut seeletirtes Kinderköpfchen unentbehrlich, theils zur nähern Erörterung der Fontanellen und Nähte, so wie auch zur Auseinandersetzung der Durchmesser. Der Holzkopf kann freilich mittelst des daran angebrachten Halses besser im Becken gehandhabt werden.

§. 11.

Der nothwendigste instrumentelle Apparat, den jeder Geburtshelfer für seine Praxis sich anzuschaffen hat, verdient hier um so eher einen Platz, da manche Instrumente daraus für unsere Uebungen bereits in Anwendung zu setzen sind, überdies aber auch ihre Zusammenstellung beweisen soll, mit wie wenigen Mitteln die heutige Geburtshülfe auszukommen im Stande ist. Folgendes genügt auch dem beschäftigsten Geburtshelfer:

1) Zwei Geburtszangen, eine gröfsere und eine kleinere. Man wähle dazu die v. Sieboid'sche, und als kleinere desselben Steifszange oder die von Boer.

2) Eine Nabelschnurscheere. Die v. Siebold'sche mit dem daran befindlichen Häckchen zum Wassersprengen.

3) Eine Mutterspritze mit dazu gehörigem Mutterrohre. Man verlasse sich nie darauf, dafs die Hebammen mit solcher versehen sind, denn oft wird der Geburtshelfer gerufen, wo entweder gar keine Hebamme anwesend, oder ihre Spritze von schlechter Qualität ist. Für die Mutter sowohl, wie für das Kind (beim Scheintode als Wiederbelebungsmittel) ist diese Spritze unentbehrlich.

4) Ein Stäbchen von Ebenholz zum Einbringen der Schwämme im erforderlichen Falle. Gut ist es, wenn man mit diesem ein Zollstäbchen vereinigt.

5) Der Smellie'sche Hacken. Man kann sich nicht immer auf seine Finger verlassen, es können Fälle vorkommen, wo man es sehr zu bereuen hat, wenn man des stumpfen Hackens ermangelt.

6) Die Osiander'sche Nachgeburtszange zur Wegnahme unreifer Früchte oder Molen etc.

7) Ein Perforatorium. (Das v. Siebold'sche).

8) Boer's Knochenzange.

9) Schlingen, und zwar zwei von verschiedener Farbe.

10) Mehrere zugeschnittene Schwämme.

11) Mehrere Ellen schmaler Bändchen zur Unterbindung der Nabelschnur. Oft findet man bei armen Leuten nicht einmal solche Bändchen vor, und muſs dann mit dem nächsten besten vorlieb nehmen, z. B. Hauben- oder Schürzenbänder, die nichts weniger als diesem Zwecke entsprechen.

12) Ein weiblicher Katheter.

13) Aderlaſslanzetten, ein concaves und ein convexes Messer (im Nothfall zum Kaiserschnitt u. s. w.), Nadeln zur Nath, gewichsten Zwirn und Heftpflaster.

Anm. 1. Man vergleiche mit diesem Apparate die Werkzeuge der ältern Geburtshülfe. Siehe z. B. Harttramfft's Armamentarium obstetricium in seiner Dissertation „de non differenda secundinarum adhaerentium extractione. 1735" abgebildet

Anm. 2. Die angegebenen Instrumente und anderen Utensilien (zur Anfertigung jener empfehle ich unsern geschickten Instrumentenmacher Windler in Berlin, Mittelstraſse Nr. 4.) werden am besten in einer Tasche von Saffian vereinigt, die so beschaffen sein muſs, daſs sie gerollt werden kann, mithin leicht zu transportiren ist. Es bedarf ungefähr 12 Fächer für die gröſsern Instrumente, da die, weniger Raum einnehmenden, als Schwämme, Lanzetten u. s. w. in Täschchen, die auf die größern Fächer gesetzt sind, aufbewahrt werden können. Solche Taschen verfertigt hier in Berlin am besten der Riemermeister Hildenbrand, Königs- und Spandauerstrafsenecke neben Nr. 58. der Königsstrafse. Bei demselben sind auch geschmackvoll gearbeitete Kästchen zur Aufbewahrung der Arzneien, die jeder Geburtshelfer mit zu den Entbindungen zu nehmen hat, vorräthig zu finden.

Anm. 3. Gut und ersprießlich für den Geburtshelfer selbst ist es, wenn er in seinem Etui noch etwas Seife und ein Fläschchen von dichtem Glase für Eau de Lavande oder dergleichen aubringt. Ersteres findet er oft nicht einmal bei armen Leuten, und letzteres leistet ihm gegen üblen Geruch bei bereits in Fäulnifs übergegangenen Kindern für den Augenblick die besten Dienste, und thut ihm oft nöthiger, als eine halbe Flasche recht guten alten Rheinwein, den ein Geburtshelfer unserer Zeit bei Entbindungen zur eigenen Stärkung nie zu vergessen anräth. Mir ist immer das stärkendste und erquickendste bei schweren Entbindungen ein Glas frisches Wasser. „Ἄριστον μὲν ὕδωρ!" Pind.

Erster Hauptabschnitt.
Von der Untersuchung. (Exploratio obstetricia.)

.Erstes Kapitel.
Untersuchung des Beckens.

§. 12.

„Das Auge des Geburtshelfers muſs in den Fingerspitzen befindlich seyn." In diesem Satze liegt die Auflösung aller derjenigen Regeln, die jetzt gegeben werden sollen. Sein Auge kann nicht hineindringen in den wunderbaren Schauplatz seines Wirkens, aber seiner Hand sind diese Theile zugänglich. Sein Gefühl also muſs der Geburtshelfer kultiviren, um mit den Fingern gleichsam lesen zu können, in welcher Kunst er sich nicht genug üben kann.

Anm. Daher ist die Hand mit einem Auge versehen, eins der schönsten und sprechendsten Attribute der Göttin Lucina, und ein Geburtshelfer, der im Alter erblinden sollte, wird deswegen doch noch eben so gut seine Kunst ausüben können.

§. 13.

Die genaueste Kenntniſs des weiblichen Beckens ist es, welche den Geburtshelfer bei der Untersuchung der innern Theile leiten muſs: er muſs dieses daher nicht

nicht allein in anatomischer Rücksicht anf das genaueste kennen, er muſs auch in geburtshülflicher Hinsicht dessen Eintheilung zu diesem Zwecke, seine Durchmesser u. s. w., zu würdigen wissen. Daher bildet auch in allen Lehrbüchern der Geburtshülfe die Lehre vom Becken stets die Einleitung, und wenn auch die anatomische Beschreibung übergangen wird, so mufs dennoch die obstetrizische, welche kein Gegenstand der Anatomie ist, stets abgehandelt werden. Es macht daher auch hier die Untersuchung des Beckens den Anfang der Uebungen, und zwar aus doppeltem Grunde: einmal wird dem Schüler dadurch praktisch noch einmal die Eintheilung des Beckens in geburtshülflicher Hinsicht ins Gedächtnifs zurückgerufen, und zweitens lernt er seine Hand hier schon gebrauchen zur obstetrizischen Exploration, er lernt seine Finger strecken, die Hand in die schmalsten Durchmesser verkleinern, mit einem Worte, man könnte diese Uebung die Einleitung in die Untersuchungslehre nennen, da sie besonders mit dazu dient, die Hand des Geburtshelfers zu bilden.

Anm. Ehe zur Untersuchung des Beckens selbst vorgeschritten wird, lasse der Lehrer den Schüler kurz noch einmal das Becken demonstriren, ihn die Aperturen nennen, ihre Grenzen angeben, so wie auch die Endpunkte und Maaſse der verschiedenen Durchmesser bestimmen. Vergleiche dabei das Pelviarium von Papier maché von Froriep. S. oben §. 10. in der Anmerk.

§. 14.

Zu dem Ende befestige man ein normales, natürlich sceletirtes weibliches Becken so in einen eigends dazu ausgeschnittenen Tisch, daſs die Conjugata der mittlern Apertur mit dem Horizonte parallel zu stehen kömmt, und nun leite man den Schüler an, mit seinem

Zeige- und Mittelfinger die Gränzen der drei Aperturen
zu fühlen. Der Daumen werde dabei gehörig gestreckt,
berühre nie die Symphysis oss. pub., sondern sei stets
zur Seite gelagert. Die beiden unthätigen Finger, der
vierte und fünfte, werden in die Hand eingeschlagen,
und nur die beiden Untersuchenden gestreckt. Man
bringe diese nun ein, markire mit denselben erst das
Steifsbein, gehe dann am Kreutzbein hinauf, bezeichne
wieder die Verbindung des 2ten und 3ten falschen
Kreutzbeinwirbels, als die Gegend der mittlern Apertur,
gehe endlich bis ans Promontorium, und halte dabei
stets die Mitte. Hier angelangt, bewege man die
untersuchenden Finger nach der ungenannten Linie,
und bezeichne dabei als Punkte für die Durchmesser
die Symphysis sacro-iliaca, die Mitte der ungenannten
Linie, die Synostosis pubo-iliaca, und endlich, wenn
sich die Finger ganz nach vorne gewendet haben, die
hintere Wand der Symphysis ossium pubis. So hat
man die obere Apertur mit den Ansatzpunkten der
darin angegebenen Durchmesser genau umschrieben.
Auf eben diese Weise, nachdem die Hand wieder herausgenommen
und von neuem eingeführt worden, schreitet
man zur Untersuchung der mittlern Apertur, mit
dem Steifsbeine wieder anfangend; die zu bezeichnenden
Punkte sind hier: Mitte des Kreutzbeins, Foramen
sacrale secundum, incisura ischiadica, hintere Gegend
der Pfanne, eirundes Loch und Mitte der Symphysis
ossium pubis. Für die untere Apertur endlich gilt die
Bezeichnung des Ossis coccygis, des Ligamenti tuberososacri,
der Tuberositas ossis ischii, des aufwärtssteigenden
Astes des Sitzbeinknochens, so wie des ihm entgegenkommenden
abwärtssteigenden Rami oss. pub., und endlich
der Arcus oss. pubis.

Anm. 1. Die nähere Auseinandersetzung, die dabei zu
beobachtenden Regeln bleiben natürlich Sache des mündli-

chen Vortrags. Uebrigens versteht es sich von selbst, dafs
man diese Untersuchung abwechselnd mit beiden Händen
vornehme, um beide zu üben. Desgleichen mufs ein Vor-
hang zwischen dem Untersuchenden und dem Becken gleich
hier den Gebrauch der Augen gänzlich untersagen.

Anm. 2. Bei Lebenden möchte diese Methode wohl
schwerlich auszuführen sein, daher wir sie auch nur
Uebungsmethode genannt haben. Als letztere ist sie aber
unerläfslich, sie bildet die Hand ungemein, übt das Gefühl, macht dieses mit den Beckengegenden bekannt: und
um letzteres noch mehr zu bewirken, lasse man diese
ganze Untersuchung noch einmal am Phantome durchneh-
men, wo man die Theile durch das Leder genau durchzu-
fühlen lernen mufs. Vergl. v. Siebold's Lehrbuch der
praktischen Entbindungskunde. Nürnberg 1821. §. 40. und
d. folg.

§. 15.

Wichtig ist indessen diese Untersuchungsart für
die Schätzung der Enge oder Weite eines Beckens,
indem man besonders die Conjugata der mittlern und
untern Apertur darnach bestimmen kann. Es mufs also,
wenn der Schüler sich nach den im vorigen §. angegebenen Regeln hinlänglich geübt hat, besonders die
Untersuchung unter dem Vorhange in der Art vorgenommen werden, dafs der Schüler erst die Normalität
des Beckens nach den Durchmessern, die er nach seinen Fingern beiläufig abschätzt, angiebt, leichte Abweichungen erkennen lernt, besonders in den einzelnen
Aperturen; und so geht man allmählig zur Untersuchung abnormer Becken auf dieselbe Weise über, indem man auch hier auf die drei Aperturen Rücksicht
nimmt.

Anm. Je gröfser und reicher die Sammlung von abnormen Becken ist, in deren Besitz sich ein Lehrer der Geburtshülfe befindet, desto interessanter müssen natürlich

auch diese Uebungen sein. Ein Paar aber der wichtigsten Abweichungen sind zum Unterrichte durchaus nöthig.

§. 16.

Die fehlerhaft engen Becken theilt man am besten in folgende Klassen ein: 1) in allgemein zu enge Bekken, d. h. in solche, wobei übrigens die normale Form des Beckens durchaus nicht gestört ist, 2) in solche, wobei das Becken in einzelnen Aperturen und Gegenden zu eng ist, sei nun diese Enge hervorgebracht durch Mifsgestaltungen, Knochengeschwülste, Exostosen, Brüche oder Verrenkungen. In diese letztere Abtheilung gehören auch die meisten der sogenannten mifsgestalteten Becken, denn es wird gerade durch solche Mifsgestaltungen, sie mögen den Grund haben, worin sie wollen, die Weite der einzelnen Aperturen bedeutend beeinträchtigt. Bei diesen Uebungen kommt es besonders darauf an, genau angeben zu lassen, a) in welchen Gegenden das Becken zu eng sei, b) wie beträchtlich diese Enge sei, c) woher sie wohl entstanden; es kann d) zugleich auf die Folgen dieser Fehler für Schwangerschaft und Geburt aufmerksam gemacht, und endlich e) auch schon von der dabei indicirten Hülfe gesprochen werden.

Anm. 1. Vergleiche hiezu Stein's Lehre der Geburtshülfe, als neue Grundlage des Fachs. 1. Theil. Elberfeld 1825. 8. pag. 78. u. ff. Ueberhaupt hat dieser Geburtshelfer der Lehre vom Becken durchaus neue und für die Praxis höchst erspriefsliche Seiten abgewonnen.

Anm. 2. Bestimmung der äufsern Kennzeichen, woraus man die Normalität des Beckens oder dessen Abweichung davon erkennt, ist Aufgabe der Klinik, und gehört nicht in die Uebungen am Phantome. Sie wird auch in der Klinik am besten mit dem Examiniren und Touchiren der Schwangern verbunden. S. v. Siebold's Aufsatz in dess. Lucina. V. Bd. 1. Stück. No. 1. „Ueber das Examen einer Schwangern."

§. 17.

Dem engen Becken mufs das weite gegenüber gestellt werden, und auch dieses theilen wir am besten ein, a) in das allgemein zu weite, b) in das, welches in einzelnen Aperturen und Gegenden zu weit ist. Die Uebungen im Untersuchen dieser Art Becken sind ganz dieselben, wie früher angegeben worden. Viel kann hier schon gethan werden, dem Schüler den Mechanismus der Geburt recht klar und deutlich zu machen, und den Antheil des Beckens an der Geburt genau nachzuweisen, wozu sich gerade beim Untersuchen der fehlerhaften Becken die beste Gelegenheit darbietet, da das Fortschreiten der Geburt hier so sehr gestört wird.

§. 18.

Ein Hauptzweck der vorhergegangenen Uebungen ist zugleich, das Becken-ausmessen zu lernen, und wenn auch am lebenden Weibe sich eine solche Untersuchung in der angegebenen Art nicht wohl ausführen läfst, so ist sie doch für einzelne Aperturen, für einzelne Gegenden anwendbar, mithin praktisch. Zu dem Ende mufs der Geburtshelfer seine eigene Hand genau ausmessen, und zwar nach allen Dimensionen, wobei er sich besonders mit der Länge seines untersuchenden Fingers bekannt mache, damit ihm dieser das etwa fehlende Mafsstäbchen ersetze. Osiander gab in seinem Handbuche der Entbindungskunde Theil I. pag. 125. die dreifache Art an, die Länge des ausgestreckten Zeige- und Mittelfingers zu messen: „a) bei so von der Hand entferntem Daumen, dafs er mit den beiden ausgestreckten Fingern einen rechten Winkel mache. Hier geschieht die Messung vom Winkel an bis zur Spitze des Mittelfingers. Es beträgt diese Länge gewöhnlich 5 Zoll. b) Er messe auf eben diese Weise mit stark gebogen liegendem Daumen, so wird er von dem zweiten Gliede des Daumens bis zur Spitze des Mittelfingers 4 Zoll finden, c) endlich messe er vom ausgestreckt liegenden Daumen bis zur Spitze des Mittelfingers, so wird er die Länge von 3" finden." Beim Untersuchen nun wird er darnach, ob er den Daumen unter oder vor dem Schoofsbogen aufrecht gestellt, eingebogen oder liegend halten kann, die Weite des Beckens ziemlich bestimmen können.

A n m. Um bei ganz eingebrachter Hand die Conjugata des Beckens zu messen, wie es bei zu unternehmenden Wendungen der Fall ist, wo man gerne das Maaſs des Beckens mit der eingegangenen Hand nimmt, muſs der Geburtshelfer auch die Breite seiner Hand kennen lernen: er lege dann die Daumenseite der eingegangenen Hand hinter die Verbindung der Schambeine, und die des kleinen Fingers gegen das Promontorium, und gebe nun Acht, ob er die Breite seiner (vorher ebenfalls gemessenen Hand) mittelst Einwärtslegen des Daumens mehr oder weniger verkürzen muſs. S. Osiander a. a. Orte §. 230. u. 231.

§. 19.

Man erreicht aber fernere Einsicht des Beckenraums durch die künstlichen Beckenmesser, also durch Instrumente. Diese leisten zwar nicht das, was die Hand thut, denn eine gewisse Unsicherheit, die bei den Instrumenten doch mehr oder weniger vorwaltend, auch wohl im Bau mancher begründet ist, kann ihnen allen nicht abgesprochen werden, auch sind mehrere davon durchaus nicht so zu applizieren, wie es ihre Erfinder angegeben haben. — Man theilt die Instrumente dieser Art am besten in zwei Klassen ein, 1) in solche, die in die Beckenhöhle geführt werden müssen und 2) in diejenigen, welche äuſserlich angewendet werden können. In die erste Klasse gehören die Beckenmesser von Stein, Coutouly, Jumelin, Wigand, Desberger u. s. w. in die zweite Klasse der Compas d'epaisseur von Baudelocque, welchen Toralli dahin verbessert hat, dafs er den Maafsstab daran beweglich machte; Kluge vervollkommnete ihn, insofern man an seinem Polycometron durch einen Halbkreis und Senkblei auch den Neigungswinkel des Beckens gegen den Horizont finden kann. Es gehören ferner in diese Klasse Osiander's Neigungsmesser, so wie Stein's Kliseometer und Davis Taschentastzirkel. — Stein erfand das erste Instrument zur Ausmessung des Beckenraums. Es ist dies ein Zollstäbchen von Ebenholz, womit er den geraden Durchmesser der mittlern Apertur maafs. Er nannte das Instrument seinen kleinen einfachen, auch gemeinen Pelvimeter oder Beckenmesser. Später erfand er seinen grofsen oder zusammengesetzten, welcher aus zwei gebogenen scheeren- oder zangenförmig gekreutzten stählernen Stäbchen besteht und bei welchem sich der Mefsbogen an den Griffen befindet.

Baudelocque's Compas d'epaisseur möchte in sofern allen andern vorzuziehen sein, da seine Anlegung gar keine Schwierigkeiten macht, und derselbe auch auf eine die Schamhaftigkeit durchaus nicht verletzende Weise angelegt wird. Man läfst nämlich die Person, deren Becken ausgemessen werden soll, aufrecht stehen, bringt über das Hemde das geöffnete Instrument so an, dafs der eine Tastknopf auf das obere Schamfugenende, der andere auf den Dornfortsatz des untersten Lendenwirbels angesetzt wird, nun schliefst man das Instrument mittelst der kleinen Schraube, nimmt es ab, zählt von den gefundenen Zollen 3 ab, für die Dicke der Beckenknochen, und das Bleibende giebt das Maafs der Conjugata. Es bleibt indessen dies

Instrument dennoch ein unsicheres und kann daher nur als Hülfswerkzeug angewendet werden.

Anm. 1. Stein's einfacher Beckenmesser ist beschrieben in dessen Programm: Einige neue geburtshülfliche Werkzeuge. Cassel 1782. 4. S. kleine Werke zur praktischen Geburtshülfe. Marburg 1798. 8. Die Veranlassung zu dieser Erfindung ist beschrieben pag. 223. Ueber einen zweiten Beckenmesser s. kurze Beschreibung eines Pelvimeters, mit 1 Kpfr. Cassel 1775. 4. Dess. kl. Werk. pag. 157—186.
Auch bei Schreger sind die ältern Beckenmesser abgebildet im ersten Hefte seines leider unvollendet gebliebenen Werks: „die Werkzeuge der ältern und neuern Entbindungskunst. 1. Th. m. Kpf. Erlangen 1799. Fol." Als älteres Werk vergl. Krause praes. Koeppe resp. Diss. de pelv. feminea metienda. Lips. 1781. 4. mit 2 Kpf.
— Froriep hat uns gleichfalls in seinen geburtshülflichen Demonstrationen Heft VIII. Tab. XXXII. Weim. 1827. mehrere der neusten Beckenmesser zu äufserlichen Ausmessungen abgebildet.

Anm. 2. Genannt müssen hier noch werden Dupuytren's speculum vaginae, und als abentheuerliche Erfindung Bozzini's Lichtleiter. Vergl. Rust's Magazin für die gesammte Heilkunde. VII. Bd. 1. Heft. pag. 154. und „der Lichtleiter, oder Beschreibung einer einfachen Vorrichtung und ihrer Anwendung zur Erleuchtung innerer Höhlen und Zwischenräume des lebenden animalischen Körpers von Dr. Phil. Bozzini. Weim. 1806. Fol. m. K."
— El. v. Siebold in seiner Lucina, Bd. IV. St. 1. p. 167.

Zweites Kapitel.

Untersuchung der weichen Geburtstheile, insbesondere der Scheidenportionen.

§. 20.

Es macht dieses Kapitel, so wie das folgende, die Untersuchung der Kindeslagen betreffend, den wichtigsten Theil der Uebungen aus, daher er von Seiten des Schülers und des Lehrers die gröfste Aufmerksamkeit verdient, auch immer, wo es nur möglich ist, darauf zurückzukommen ist. Er ist die bedeutendste Einleitung in die praktische Geburtshülfe; was die Semiotik dem Arzte ist, ist dem Geburtshelfer die Untersuchung. Hat er den Fall richtig erkannt, so ist es leicht, die Mittel dafür zu finden.

Anm. Um die Untersuchung die ganze Zeit der Uebungen hindurch nie aufser Acht zu lassen, ist es gut, sie bei den spätern Fällen, wo es sich um die Anlegung der Zange, um die Ausübung der Wendung u. s. w. handelt, immer mit der genausten Würdigung vornehmen zu lassen, der Schüler bleibt in Uebung, und gewöhnt sich hier schon eine gewisse Genauigkeit an, die ihn sein ganzes Leben hindurch nicht mehr verlassen wird. Das von manchen so geliebte „Obiter" ist nirgends verderblicher als in der Geburtshülfe.

§. 21.

Es kann nun der Zweck einer Untersuchung ein mehrfacher sein, wenn von ihr im allgemeinen die Rede ist, je nachdem die zu untersuchende Person krank, schwanger oder bereits Wöchnerin ist. Ein vierter Fall ist noch der, wo sie sich in keinem der genannten Zustände befindet, sondern die Untersuchung in gerichtlicher Hinsicht, wegen zweifelhafter Schwangerschaft u. s. w., vorgenommen werden mufs. Uns beschäftigt hier der Zustand der Schwangerschaft, obgleich das, was vor oder nach ihr liegt, nicht ganz übergangen werden soll und darf, denn die Geburtshülfe ist die Schule, in welcher allein die Untersuchungskunst, mag ihr Gegenstand auch dereinst weder Schwangerschaft noch Wochenbett sein, ausgebildet werden kann. Es gelten daher die meisten Regeln für alle Fälle, wenn auch gleich ausschließlich mehr auf Schwangerschaft und Wochenbett Rücksicht genommen wird.

Anm. Die Wichtigkeit des Untersuchens drückt daher sehr richtig der Italiener Malacarne schon im Titel seines Werkes über diesen Gegenstand aus: „Vinceuze Malacarne la esplorazione proposta coma fondamento dell' arte ostetricia. Milano 1791."
Otto diss. de utilitate explorationis obstetriçiae in morbis mulierum. Gott. 1803.
Ferner gehört hieher die treffliche Arbeit des jüngst verstorbenen W. J. Schmitt: „Erfahrungsresultate über die Exploration bei dem Scirrhus und Krebs und andern krankhaften Zuständen des Uterus, in Harlefs Jahrbüchern der deutsch. Med. und Chir. Nürnberg 1813. I. Bd. pag. 74." Auch in Schmitt's obstetriz. Schriften. Wien 1820. 8. pag. 110.

§. 22.

Die Untersuchung zerfällt in die äußere und in die innere Untersuchung, eine Eintheilung, besonders dann wichtig, wenn es sich um eine Schwangerschaft handelt, da uns beide Arten den größten Aufschluß geben. Doch muß selbst bei andern Zuständen die äußere Untersuchung der innern vorhergehen, oder beide müssen so mit einander vereinigt werden, daß während die eine Hand eingegangen ist, die andere Hand äußerlich beschäftigt ist: der Unterschied muß aber hier gleich geltend gemacht werden, daß bei der äußern Untersuchung die ganze Hand, bei der innern dagegen nur einzelne Finger beschäftigt sind. Die innere Untersuchung zerfällt aber wieder in die Untersuchung per vaginam und in die per intestinum rectum, letztere oft der erstern, besonders in Krankheiten, vorzuziehen und oft gar nicht durch die erstere zu ersetzen.

Anm. Stein unterscheidet daher die exploratio digitalis, die expl. manualis und die expl. instrumentalis, wie sie z. B. beim Beckenmessen genannt werden müfste. S. dessen Lehre der Geburtshülfe 2. Theil. Elberfeld 1827. S. pag. 10. §. 14.

§. 23.

So wichtig nun die äufsere Untersuchung des schwangern Leibes ist, so macht doch die Uebung darin mehr einen Theil der geburtshülflichen Klinik und der damit zu verbindenden Touchir-Uebungen an Lebenden aus. In den Uebungen am Phantome kann nur darauf aufmerksam gemacht werden, wie hoch der fundus uteri in den einzelnen Monaten steht (welche Fragen immer mit den Untersuchungen der einzelnen Scheideportionen zu verbinden sind), wie sich der Nabel in den einzelnen Monaten verhalte u. s. w. Leider ist das Verlohrensein dieser Uebungen am Phantome der Mangelhaftigkeit des letzteren zuzuschreiben, es müfste zu diesem Zwecke ein sehr complicirtes Maschinenwerk aus mehreren Stücken bestehend eingerichtet werden; der Ueberzug des Phantoms am Bauche müfste von sehr feinem Zeuge gemacht sein, um so das Durchfühlen und Bestimmen der Kindestheile hier schon möglich zu machen.

Anm. 1. Ueber die Art, wie die äufserliche Untersuchung angestellt werde, vergl. Stein's Lehrbuch 2. Th. pag. 18. u. ff.

Anm. 2. Eben so mufs die geburtshülfliche Klinik die Stellungen bestimmen, in welchen die Untersuchung angestellt werden mufs, da dort sowohl an Schwangern und Kreisenden, so wie auch an Kranken u. s. w. Gelegenheit genug sein wird, den Nutzen der verschiedenen Lagen am deutlichsten nachzuweisen. Uns genügt hier die fast liegende Lage, was freilich im Bau des Phantoms liegt; aufmerksam mufs dagegen darauf gemacht werden, wann die aufrechte Stellung der zu untersuchenden Person, wann die halbliegende, halbsitzende, oder die ganz liegende an ihrem Orte ist, so wie endlich auch die Fälle berücksichtigt werden müssen, bei welchen der Finger bei vorwärts gebeugtem Körper der Person von hinten einzuführen ist.

§. 24.

Ehe zu der Untersuchung der Scheidenportionen selbst übergegangen wird, müssen die nöthigen vorbereitenden Regeln angegeben werden, die sich besonders auf die Körperhaltung des Untersuchenden und auf die einzuführenden Finger beziehen. Erstere richtet sich nach der Lage der Person, wird indessen bei Schwangern u. s. w. in den meisten Fällen eine kniende sein, da die zu untersuchende Person doch meistens steht. — Dafs dabei alle Regeln des Anstands und der Schambaftigkeit in Betracht kommen müssen, versteht sich von selbst, wefswegen der Geburtshelfer hier die Stellung anzunehmen hat, wobei jene am wenigsten verletzt werden, welches die Seitenstellung ist. Die Person kehrt nämlich dem Knienden die rechte Seite zu, wenn er mit der rechten Hand untersucht, und umgekehrt. Dabei läfst er sich immer auf das Knie nieder, welches der untersuchenden Hand entspricht, mithin auf das rechte, wenn er mit der rechten Hand untersucht, damit er nicht in die Versuchung komme, seinen Ellenbogen auf's Knie zu setzen, und so die freie Bewegung seiner Hand zu hindern. Die Hand, welche nicht untersucht, wird am Körper der stehenden Person fixirt, wodurch die nöthige Festigkeit erlangt wird: am besten wird sie an die Kreuzgegend gebracht, die andere Hand führt der Geburtshelfer nun mit eingesalbtem oder eingeöltem Finger anständig unter die Kleider, ohne diese sehr zu heben, bis an die Geschlechtstheile; nach getheilten Schamlippen, wobei die Beschaffenheit derselben, so wie das Frenulum und Perinaeum untersucht werden, geht er in die Vagina ein, überzengt sich von ihrem Zustande, und gelangt endlich zur Untersuchung der Scheidenportion selbst. Die Exploration geschehe nur mit einem Finger, theils um Schmerzen zu verhüten, was bestimmt, besonders bei engen Theilen, mit zwei Fingern geschieht, theils auch um alle Täuschung, was bei Einführung zweier Finger statt finden kann, zu vermeiden. Die andern Finger lege er entweder in die hohle Hand, oder ausgestreckt unter das Perinaeum. Ausnahmen, wobei zwei Finger nöthig sind, werden zu berücksichtigen sein: dafs aber jede Untersuchung mit zwei Fingern vorgenommen werden soll, und nur ausnahmsweise mit einem, wie es ein neustes Handbuch der Geburtshülfe lehrt, kann unmöglich gebilligt werden.

Anm. 1. Wer sich davon überzeugen will, wie höchst unanständig eine Untersuchung, wobei der Geburtshelfer gerade vor einer Person kniet, der betrachte das 19te Kupfer in Maygrier's nouvelles demonstrations d'accouchemens. Paris 1822. Fol., wo ein junger französischer Geburtshelfer eine niedliche Französin in der gedachten Stellung explorirt. Für mich hatte diese Abbildung immer etwas sehr Widerliches, und es möchte die Frage sein, ob unsre deutschen Damen bei solcher Untersuchung mit so gleichgültiger Miene dastanden, wie diese Französin. Der Vortheil, den diejenigen angeben, welche diese Art zu untersuchen vorziehen, man könne nämlich mit beiden Händen zugleich untersuchen, äufserlich und innerlich, und erlange so von der Lage des Kindes u. s. w. eine bessere Vorstellung, hat allerdings etwas für sich; indessen ist in solchen Fällen, wo es darauf ankommt, beide Untersuchungsarten mit einander zu vereinigen, die horizontale Lage auf einem Bette oder Sopha gewifs vorzuziehen, wobei die Bauchdecken erschlafft werden können, folglich die äufsere Untersuchung noch genauer kann angestellt werden.

Anm. 2. Wenn es sich über die Wahl der Stoffe handelt, womit man den zu untersuchenden Finger schlüpfrig macht, zugleich auch das Gefühl steigert, so möchte ein mildes Fett allen andern vorzuziehen sein. Es haftet am besten am Finger, wenn man es nur vorher gehörig verreibt, befleckt weder die Kleider noch den Fufsboden, wie das Oel, und ist auch dem ranzichtwerden, wenn es gut gemischt ist, am wenigsten unterworfen. Die Mischung, deren sich die Königl. Entbindungsanstalt der Universität zu Berlin bedient, ist folgende:

℞ Adip. suill. opt. q. s.
Bene agitando cum aq. rosar. suffic. quantit. fiat unguentum.

Die Armenpraxis bietet freilich oft nur Oel dar, und zwar das schlechteste: im Nothfalle, wo selbst dieses mangelt, mufs das Eintauchen des Fingers in erwärmtes Wasser aushelfen. — Das Untersuchen mit einem Fette gewährt den Vortheil, dafs man damit zugleich die Anwendung mancher Mittel an den Muttermund vereinigen kann, z. B. Einreibung von Opium, Unguentum neapolitanum u. s. w. Vergl. Rummel schnelle Hülfe der grauen Quecksilbersalbe bei zwei Abnormitäten des Muttermundes während der Niederkunft, in v. Siebold's Journal VI. Bd. 1. St. pag. 112. — Ungesalzene, recht frische Butter ersetzt ebenfalls sehr gut alle andern zu diesem Zwecke vorgeschlagenen Stoffe.

Anm. 3. Auch am Phantome bei den Untersuchungen der Scheidenportionen, Kindslagen u. s. w. lasse man den Schüler immer unter einem jenes bedeckenden Tuche untersuchen, um ihn so früh wie möglich an das Vorhandensein der Röcke u. s. w. zu gewöhnen. Hier heifst es umgekehrt: „manibus, non oculis!"

§. 25.

Ist nun der Finger in die Scheide eingeführt, und kömmt es nun darauf an, die Vaginalportion zu untersuchen, so befolge man dieselben Regeln, wie sie §. 14. bei Untersuchung des trocknen Beckens angegeben worden; man suche erst das Steifsbein, gehe dann hinten in die Höhe, bis ungefähr in die Gegend der Mitte des Kreutzbeins, lasse nun den Finger nach vorne fallen, als wolle man den geraden Durchmesser der mittlern Apertur beschreiben, und bei normalem Standpunkte der Scheidenportion wird sie bestimmt so aufgefunden, freilich oft höher oder tiefer. So wird gleich ein Hauptpunkt entdeckt, ob nämlich die Scheidenportion nicht abweiche von der Führungslinie des Beckens, ob man sie mehr rechts oder links zu suchen habe, ob sie retrovertirt, schief gelagert sei u. s. w. Man beobachte hiebei genau die Regel, den vor den Genitalien bleibenden Daumen nach einer oder der andern Seite zu legen, damit er nicht Theile berühre, die durchaus nicht berührt werden dürfen; untersucht man mit der rechten Hand, so kömmt derselbe nach links hin, ungefähr in die Gegend der Berührung des herabsteigenden Astes des Schambeines und des aufsteigenden des Sitzbeins, was schon durch die Drehung der Hand, um nämlich die Gefühlseite des Fingers nach vorne zu bringen, bewirkt wird. Bei Untersuchungen mit der linken Hand findet natürlich ein umgekehrtes Verhältnifs statt. —

§. 26.

Das erste, sobald man die Scheidenportion erreicht hat, ist die Bestimmung, in welcher Apertur sie stehe, und zugleich die ihrer Länge, welche man mittelst des Anlegens des letzten Fingergliedes erforscht; man untersucht dann die Gestalt ihrer Oeffnung, ob diese queer, oval oder rund ist; ob die Oeffnung geschlossen oder geöffnet sei, ob mit Einrissen versehen oder nicht, ob sonst keine Entartungen an ihr zu entdecken sind; weicht die Scheidenportion von der Führungslinie ab, so mufs genau bestimmt werden, wo die Scheidenportion hingerichtet und nach welcher Seite der Grund der Gebärmutter hinstehe; mithin mufs die Lehre von den falschen Lagen des Uterus auch mit in den Kreis dieser Uebungen gezogen werden, da sie für Bestimmung von Krankheiten u. s. w. so sehr wichtig ist.

Anm. Bei Untersuchungen der Schwangern reiht sich natürlich an das im §. angegebene ferner noch die Bestimmung des vorliegenden Kindestheils, sei dieser durch die geöffnete Vaginalportion oder durch die Scheide fühlbar, eben so das mehr oder weniger Entwickeltsein des Uterus selbst oberhalb der Vaginalportion. Um letzteres bei zweifelhaften Schwangerschaften zu erforschen, macht sich die Untersuchung per intestinum rectum geltend.

§. 27.

Es folgt nun das specielle Untersuchen einzelner Vaginalportionen, die man zur nähern Deutlichkeit in mehrere Klassen theilen kann.

1) **Jungfräuliche.** Ihr Charakter: Queerspalte, dicht aneinander liegende, fest schliefsende Lippen, von welchen die vordere einige Linien länger, als die hintere ist; Länge der Vaginalportion 1 Zoll, Stand ungefähr in der mittlern Apertur. Zur Zeit der Menstruation sinkt die Scheidenportion etwas tiefer, so wie die Muttermundslippen sich auch etwas öffnen, und sich auch hinsichtlich ihrer Länge ausgleichen.

2) **Zum erstenmal schwangere.** Charakter: Verkürzung von Monat zu Monat bis zur völligen Verstreichung. Runder glatter Muttermund, der verschlossen ist, und gegen Ende der Schwangerschaft sich erst öffnet. Stand verschieden: im Anfange der Schwangerschaft tiefer, nach und nach sich erhebend, und erst gegen Ende der Schwangerschaft wieder etwas fallend, doch nie wieder bis zum Standpunkte des zweiten Monats.

3) **Zum öftern schwangere.** Die Vaginalportion verstreicht nie ganz, der Muttermund bleibt wulstig;

stig; er ist rund, geöffnet, schon von der Mitte der Schwangerschaft an, seine Lippen haben Einrisse, und die eigenthümlichen Charaktere der Bestimmtheit, wie sie bei zum erstenmal Schwangern hervortreten, sind hier nicht so genau mehr merkbar.

4) **Vaginalportionen der einzelnen Geburtsperioden**, namentlich der ersten und zweiten. Charaktere der ersten Periode: bei Erstgebärenden gänzliches Verstrichensein der Vaginalportion, dabei Oeffnen des Muttermundes, jedoch ohne Hervortretung der Eihäute, von dem Umfange einer Erbse bis zum Viergroschenstücke. In der zweiten Periode: deutliches Hervortreten der Eihäute, die sich erhaben, gewölbt, aufserhalb des Muttermundes anfühlen lassen (die Blase stellt sich), ferneres Oeffnen des Muttermundes, bis zum gänzlichen Ausgedehntsein desselben (die Blase ist sprungfertig); Abweichung ist die ovale Form des Muttermundes bei Queerlagen, so wie auch vor der Zeit die Wässer schon abgeflossen sein können, mithin die zweite Periode schon begonnen hat, ehe die Muttermundsöffnung den normalen Umfang hat.

5) **Vaginalportionen 14 Tage nach der Entbindung**. Charakter: tiefer Stand derselben: Gestaltung der runden Oeffnung zur ovalen: allmählig sich wieder bildende Länge und Annäherung der vordern Lippe zum Wiederlängerwerden, dabei aber noch geöffneter Muttermund.

6) **Scheidenportionen solcher Personen, die vor längerer Zeit geboren haben**. Queerspalte, jedoch schliefsen die Lippen nie mehr so fest: dabei Einrisse. Vordere Lippe indessen wieder länger geworden, wie die hintere, dagegen Zurückbleiben der Länge der Scheidenportion unter einem Zolle.

7) **Vaginalportionen alter Subjekte**, sowohl solcher, die nie geboren, als auch von Personen hohen

Alters, die mehrmals geboren haben. Ihr Charakter ist besonders Dickerwerden der Scheidenportion, mit oder ohne Einrisse, sich fast dem krankhaften Aufgelockertsein nähernd, zu vergleichen mit anfangender Induration, wovon oft wirklich schon die Spuren, das höckerige an den Lippen, zu fühlen ist.

Anm. 1. Ueber die Scheidenportionen, so wie über den Uterus überhaupt solcher alten Subjecte vergleiche man Mayer's Beschreibung einer Graviditas interstitialis uteri nebst Beobachtungen über die merkwürdigen Veränderungen, welche die weiblichen Genitalien und namentlich der Uterus im hohen Alter erleiden, Bonn 1825. 4. pag. 13. — Wie sehr ältere Frauen verschiedenartigen Destructionen der Gebärmutter, namentlich der Induratio und dem Scirrhus uteri unterworfen sind, habe ich in meiner Dissertation: de Scirrho et carcinomate uteri etc. Berol. 1826. 4. dargethan.

Anm. 2. Man versäume nie, bei diesen anzustellenden Uebungen der Untersuchung der Scheidenportionen am Phantome sich jedesmal den Standpunkt des Grundes der Gebärmutter in den einzelnen Monaten der Schwangerschaft angeben zu lassen, um doch wenigstens das theoretisch zu ergänzen, was praktisch hier nicht ausführbar ist: es lassen sich überhaupt die Resultate der ganzen äufsern Untersuchung in den einzelnen Schwangerschaftsmonaten bei den einzelnen Scheidenportionen anreihen.

Anm. 3. Es wäre sehr zu wünschen, dafs uns eben so vortreffliche Nachbildungen, wie sie von der gesunden Scheidenportion in ihren verschiedenen naturgemäfsen Zuständen nach El. von Siebold's Angabe vor uns liegen, auch von der kranken Vaginalportion angefertigt würden. Der Schüler brächte auf diese Weise die nöthigen Vorkenntnisse schon mit in die geburtshülfliche Klinik, und es würde ihm dann nicht mehr so viele Mühe machen, am kranken Weibe diese Zustände durch das Gefühl richtig zu erkennen, wenn er schon früh am Phantome darauf vorbereitet, mit diesen Uebeln bekannt gemacht worden wäre; die Gründe, auf die Untersuchung des kranken Uterus so großen Werth zu legen, werden gewifs dadurch noch erhöht, dafs so mancher aus der geburtshülflichen Klinik weiter nichts, als gerade die Untersuchungslehre in sein künftiges praktisches Leben mit hinüber nehmen will, die ihm dann bei der Behandlung kranker Frauen von der höchsten Wichtigkeit sein mufs.

Drittes Kapitel.
Untersuchung der Kindeslagen.

§. 28.

In den meisten Fällen findet die genauste Untersuchung der Kindeslagen nach dem Blasensprunge statt, also mit Anfange der dritten Periode; vorausgesetzt, dafs der Muttermund sich ganz ausgedehnt hat, und sonst keine Abnormitäten statt finden. Es tritt also in dieser Periode die Wichtigkeit des Muttermundes, die in der frühern statt gefunden hat, natürlich zurück, dafür aber bietet sich der vorliegende Kindestheil dem Geburtshelfer zur Untersuchung und genauen Erwägung dar. Hier kommt es darauf an, oft aus einem kleinen Theile das Ganze zu überschauen: der Geburtshelfer mufs sich ein genaues Bild von der ganzen Lage des Kindes entwerfen, 1) um zu entscheiden, die Natur werde bei günstiger Lage der Theile die Geburt selbst vollenden, oder 2) um im nöthigen Falle die rechte Hülfe in Anwendung zu setzen. Demnach wird uns also hier zuerst die Untersuchung derjenigen Lagen gegeben, wobei die Natur die Geburt durch eigene Thätigkeit vollendet: dann aber müssen wir diejenigen Lagen betrachten, wo schlechterdings Hülfe eintreten mufs, da das Kind seiner Stellung gemäfs nicht durch das Becken getrieben werden kann, wenn der Geburtshelfer

nicht erst ein anderes Verhältniſs seiner Durchmesser
gegen die des Beckens gegeben hat.

Anm. Wenn es Gegenstand dieser Uebungen wäre,
sich auf den Mechanismus der Geburt einzulassen, ihn zu
erklären, und nach allen seinen Modificationen durchzugehen,
so wäre zu solchen Erörterungen hier der beste Ort.
Allein diese Lehre gehört einmal in die theoretische Entbindungskunde,
zweitens aber muſs sie am Gebärbette
erläutert werden, hier, wo die Natur ihre ewig feststehenden
Gesetze giebt, denen sich alle Regeln der Schule anschmiegen
müssen: es muſs hier der Probierstein sein, an
dem alle Lehren über den Mechanismus der Geburt um
so genauer geprüft werden müssen, da gerade die neuere
Zeit wieder anfängt, diesem Gegenstande ihre ganze Aufmerksamkeit
zu schenken, und manche so sehr unter sich
verschiedene Ansichten bekannt gemacht werden, die die
Sache mehr verwirren, als sie auf's reine bringen. Nur
die treuste Naturbeobachtung, das Ablegen aller Hypothesen
und vorgefaſsten Meinungen kann hier zum Ziele führen.
— Einer unserer gröſsten und geschicktesten Geburtshelfer
hat diesen Gegenstand in seinem Lehrbuche gänzlich
übergangen, wohl fühlend, daſs er sich am Ende nur
in ein leeres Speculiren verirren würde, obgleich ihm seine
lange Erfahrung wohl ein Recht gegeben hätte, über diesen
Punkt seine Meinung auch schriftlich mitzutheilen.
Seine Feinde (und deren hatte er nicht wenige) legten
ihm dieses Schweigen freilich anders aus. — In sofern aber
der Mechanismus der Geburt, d. h. das Nachgeben der
Kindstheile, das Anschmiegen derselben nach den vortheilhaftesten
Räumen der einzelnen Beckenaperturen, dem Praktiker
zu statten kömmt, und er diese der Natur abgelauschten
Vortheile bei nöthiger Hülfe von seiner Seite
nachahmen muſs, muſs auch diese Lehre hier nicht ganz
übergangen, und gehörigen Orts immer darauf hingewiesen
werden.

§. 29.

Den Anfang dieser Uebungen mache die Untersuchung der normalen Kopflage des Kindes, bei welcher nämlich der Kopf so in das Becken eingetreten ist, dafs seine Durchmesser mit denen des Beckens in allen drei Aperturen am vortheilhaftesten übereinstimmen, und die Naturthätigkeit die Geburt ohne grofse Mühe und Anstrengung zu Stande bringt. Am gewöhnlichsten findet der untersuchende Finger das Hinterhaupt in diesem Falle nach links und vorne, an der Synostosis pubo-iliaca, die Pfeilnath im schiefen Durchmesser nach hinten und rechts verlaufend, die grofse Fontanelle also nach der rechten Symphysis sacroiliaca gerichtet. Rücken und Steifs werden in diesem Falle nach vorne und links, Brust und Bauch nach hinten und rechts gerichtet sein. (1. Norm. Lage.) Nach dieser Lage kömmt die dieser gerade entgegengesetzte am häufigsten vor. (2. Norm. Lage.) — Rückt der Kopf tiefer herab, so verändert sich seine Lage dahin, dafs die Pfeilnath allmählig dem geraden Durchmesser des Beckens in der mittlern Apertur entspricht, dabei wird die kleine Fontanelle hinter der Schamfuge befindlich sein; die nach der Aushöhlung des Kreuzbeins zu verlaufende Pfeilnath führt zur grofsen Fontanelle. Es stehen also in Rücksicht ihres Auffindens grofse und kleine Fontanelle in umgekehrtem Verhältnisse, je schwerer man die eine fühlt, desto leichter wird die andere zu erreichen sein.

Anm. 1. Als Einleitung in die Untersuchung dieser normalen Lagen, so wie der Kopflagen überhaupt dienen 1) die genaue Kenntnifs der Durchmesser des Kopfs, 2) die Unterscheidungs-Kennzeichen der Näthe, 3) die Unterscheidungs-Merkmale der Fontanellen, und 4) die Kennzeichen der Hauptregionen des Kopfs. Diese genau kennen zu lernen, dient der sceletirte Kopf eines Kindes, so wie auch der Leichnam eines Neugebornen, an welchem auch alle Untersuchungen im Phantome vorgenommen werden müssen. Lederne Puppen, seien sie auch noch so gut gearbeitet, ersetzen jenen nicht.

Anm. 2. Hinsichtlich des Eintretens des Kopfes bei den normalen Lagen in das Becken werde hier bemerkt, dafs es nicht immer eine und dieselbe ist, wie es früher Smellie und Ould behauptet haben, und wofür heute noch manche Geburtshelfer stimmen. Smellie gab an, die Länge des Kopfs trete in den Queerdurchmesser des Beckens, Ould aber, sie entspräche dem schiefen Durchmesser. (Vergl. Ould a treatise of midwifry in three parts. Lond. 1767. 8. pag. 28. u. ff.) Letztere Lage ist freilich die häufigere, und ich hatte so oft Gelegenheit, diese dann schon zu beobachten, wenn der Muttermund erst von der Gröfse eines Zweigroschenstücks ausgedehnt war, der Kopf noch sehr hoch stand, wobei die kleine Fontanelle indessen schon nach vorne gerichtet sich vorfand. Diese Beobachtung widerspricht freilich der Behauptung eines neuern Geburtshelfers, das Hinterhaupt sei nach der Eröffnung des Muttermundes während der ersten Geburtszeit nach hinten gerichtet. In vielen Fällen steht er aber zwischen dem queeren und schiefen Durchmesser, und den gröfsten Antheil an seiner Lage hat gewifs die Construction des Bekkens. S. von Siebold's Lehrbuch I. Th. §. 416. und Stein's Lehre der Geburtshülfe, 1. Th. Elberfeld 1825. §. 581. Anm. 2.

Anm. 3. Variationen der im §. angegebnen Lagen, welche die Natur alle Tage dem Geburtshelfer darbietet, müssen hier berücksichtigt werden, und ist über diesen Gegenstand nicht aufser Acht zu lassen: Stein am angef. Orte Cap. II. pag. 414.

§. 30.

Unter den normwidrigen Lagen, bei welchen die Geburt noch durch eigene Wirksamkeit der Natur, ohne dafs unter günstigen Verhältnissen für Mutter und Kind Gefahr daraus entsteht, möglich ist, verdient diejenige zuerst genannt zu werden, bei welcher die Stirne den Platz einnimmt, welchen sonst in normalen Fällen das Hinterhaupt inne hatte. In diesem Falle fühlt man die grofse Fontanelle mit dem Scheitel und dem Gesichte nach vorne hinter der Pfanne oder dem eiförmigen Loche nach links oder rechts des Beckens; die kleine Fontanelle ist stets nach der entgegengesetzten Symphysis sacro-iliaca gerichtet. (Nach v. Froriep ist dieses die dritte und vierte normale Lage. S. dessen Handbuch der Geburtshülfe, 8. Aufl. §. 235. u. 236.) Nach und nach kömmt die Stirne mehr herab, und nimmt endlich die Stelle ein, an welcher in den vorigen Fällen das Hinterhaupt hingelagert war. Das Hinterhaupt ist dann nach dem Kreuzbeine hingerichtet, in welcher Gegend man also die kleine Fontanelle zu suchen hat, Brust und Bauch sind in diesem Falle nach vorne gekehrt, Rücken und Steifs nach hinten.

§. 31.

An diese Lagen, so wie zum Theil auch an die normalen, in die sie oft überzugehen pflegen, schliefsen sich die sogenannten Scheitellagen an, wenn sich nämlich gerade der Scheitel, und zwar die grofse Fontanelle, im Centralpunkte des Muttermundes darbietet. In den vier Fällen, welche bei solcher Lage möglich sind, wird die Stirne jedesmal tiefer stehen, als das Hinterhaupt.

Anm. Diese Scheitellagen sind es auch wohl, die J. Fr. Osiander unvollkommne Gesichtslagen nennt, wobei nämlich das Gesicht die Neigung habe, herabzusinken, aber noch nicht wirklich vorliegt. S. dessen Anzeigen zur Hülfe bei unregelmäfsigen und schweren Geburten. Tübing. 1825. 8. (die Fortsetzung des Handbuchs von Fr. B. Osiander) §. 134. pag. 237.

§. 32.

Es folgt nun die Gesichtslage, und zwar die voll-

kommene, die ursprüngliche, wenn das Gesicht so auf
dem Beckeneingange zu fühlen ist, dafs man deutlich
Nase, Mund, Augen und Kinn unterscheiden kann.
Wie bei den vorigen Kopflagen die Fontanellen bei
der Untersuchung des Standes eine wichtige Rolle spielten, so thut es hier vor allen das Kinn: man fühlt nämlich dieses in den meisten Fällen etwas mehr nach
vorne gerichtet, entweder gegen die rechte oder linke
Seite des Beckens. Sehr selten sind die Fälle, in welchen die Stirne nach vorne liegt, mithin das Kinn nach
hinten; ja es giebt Geburtshelfer, denen diese Lage
noch gar nicht vorgekommen ist, so wenig als jene berüchtigten vollkommenen Ohrlagen. Das Kinn wird im
Verlaufe der Geburt immer mehr gegen den Schambogen sich hindrehend gefühlt, und die Stirne kommt
in die Aushöhlung des Kreuzbeins zu stehen.

Anm. 1. Gesichtsgeburten hat man sonst für die gefährlichsten gehalten, und daher nie gesäumt, stets künstliche Hülfe eintreten zu lassen, wofür man folgende Gründe
anführte: 1) das Kind werde durch die eindringende Luft
zu frühe zum Athmen gebracht, könne das Athmen gar
nicht, oder nur unvollkommen fortsetzen, daher müsse es
im Unterleibe ersticken; 2) die starke Umbiegung und
Einpressung der Halsgefäfse verhinderten den Rückflufs des
Bluts vom Kopfe zum Herzen, und gäben dadurch zu apoplektischen Anfällen Anlafs; 3) die Nabelschnur falle gerne
vor, werde geprefst und erkalte, wodurch der Blutumlauf
zwischen Frucht und Mutter unterbrochen werde; 4) es
bilde sich eine blaue und elastische Geschwulst, welche
das Kind tödte; 5) das Gesicht werde nachtheilig gequetscht.
Boer hat das hohe Verdienst, nachgewiesen zu haben, dafs
auch Gesichtsgeburten natürlich verlaufen können, wenn
gleich solche Lagen wegen des ungünstigern Verhältnisses
der Durchmesser des Kopfs zum Raum des Beckens und
bei der gröfsern Kraftanstrengung während der Geburt
von Seiten der Mutter zu den normwidrigen gehören.
S. Boer's Abhandlungen und Versuche geburtshülflichen

Inhalts. 3. Theil. Wien 1793. pag. 27. u. f. ferner: dess. Buches 2. Band. 1. Th. Wien 1802. pag. 173. — Hieher gehört auch ein Aufsatz des Herausgebers der Lucina: S. El. von Siebold über die Gesichtsgeburt in dess. Luc. V. Bd. 2. St. pag. 141., darin besonders das Kapitel über die Entstehung der Gesichtslage pag. 142—145.
Anm. 2. Eine Ohrlage will in der neusten Zeit Stein beobachtet haben, s. dessen Lehre der Geburtshülfe. I. Th. §. 600. pag. 435. in der Note. Eben so finde ich in der Uebersicht der Geburten, welche im Jahre 1818 in dem „Westminster general dispensary" vorgefallen sind, eine Ohrgeburt angeführt. S. A Report of the practice of midwifery at the Westminster general dispensary during 1819. by A. B. Granville. Lond. 1819. 8. pag. 25.

§. 33.

Endlich müssen hier noch die Schief- und Queerlagen des Kopfes berücksichtigt werden, welche allerdings bei günstigen Verhältnissen, bei zweckmäfsig gegebenen Lagen u. s. w. von der Natur beendet werden können. — Die Schieflagen können nach der linken oder rechten Seite des Beckens statt finden, sie können im Eingange oder in der obern Hälfte desselben angetroffen werden; desgleichen kann das Hinterhaupt oder die Stirngegend nach vorne gerichtet sein. In beiden Fällen wird man entweder die kleine oder die grofse Fontanelle nach vorne gerichtet fühlen. Dabei ist in der Seite des Beckens, wohin der Kopf nicht steht, mehr Raum, und deswegen ist so häufig eine solche Schieflage mit Vorfall des Armes oder der Nabelschnur verbunden. — Queerlagen des Kopfs geben sich dadurch zu erkennen, dafs man die Pfeilnath dem Queerdurchmesser des Beckens nach verlaufend fühlt, und das zwar dann noch, wenn der Kopf schon tiefer ins Becken eingetreten ist. Das Hinterhaupt hat in solchem Falle durchaus nicht die Neigung, sich nach vorne zu drehen, und eine solche Stellung kann Tagelang andauern, bis die Natur in einzelnen Fällen endlich doch noch ohne weitere Hülfe die Drehung des Hinterhauptes nach vorne bewirkt, was dann der Geburtshelfer noch durch eine Seitenlage begünstigen kann.

Anm. Queerlagen sind sehr schwer zu diagnosticiren, man überzeugt sich oft nicht eher von einer solchen Lage, bis bei Anlegung der Zange das weitere Voneinanderstehen der Stiele uns lehrt, dafs der eine Zangenlöffel das Hinterhaupt, der andere die Stirne gefafst habe.

§. 34.

Aufser den genannten Lagen bei vorliegendem Kopfe gehören hieher noch die Steifs- und Fufslagen, als solche, welche zwar zu den ungewöhnlichern gerechnet werden müssen, indessen doch noch ohne alle Kunsthülfe verlaufen können. Die Steifslagen zuvörderst sind bei der Untersuchung gar nicht so leicht zu unterscheiden, daher besonders Hebammen sie oft mit Lagen des Kopfes verwechseln; sie halten die Hinterbakken für die Wangen, den After für den Mund; und fühlen sie nach abgeflossenen Wässern bei männlichen Subjekten den oft sehr geschwollenen Hodensack, so glauben sie wohl noch die prallen Eihäute zu fühlen. Vor dem Blasensprunge ist aber auch die Untersuchung dieser Lage sehr schwer, und es ist manchmal fast unmöglich, einen genauen Ausspruch über diese Stellung zu wagen. Sind aber die Wässer abgeflossen, dann sind es folgende Merkmale, die auf den Steifs schliefsen lassen: die Tuberositäten der Sitzbeine, die Afterspalte, die Afteröffnung selbst, die Genitalien und endlich das spitzige Steifsbein. Der mit Meconium gefärbte Finger ist kein gewisses Zeichen, da besonders bei Schieflage des Kopfs und bei schon eingetretenem Tode des Kindes dieselbe Erscheinung sich darbieten kann. — Es sind nun besonders vier Lagen, in denen sich der Steifs dem untersuchenden Finger darbietet, sobald er durch den Eingang in die Beckenhöhle getreten ist: die Hüften stehen nämlich gewöhnlich in dem einen oder dem andern schiefen Durchmesser, wobei entweder der Rücken nach vorne, rechts oder links, oder umgekehrt der Bauch und die Brust nach vorne, ebenfalls wieder rechts oder links, gekehrt sind. Am öftesten liegt das Kind mit dem einen oder andern Hinterbacken auf dem Muttermunde auf, und diese Stellung trägt auch mit dazu bei, die Unterscheidung dieser Lage zu erschweren. Im fernern Verlaufe der Geburt stellt sich der eine Hinterbacke hinter die Synchondrose, der andere mehr in die Aushöhlung des Kreutzbeins, so dafs der Queerdurchmesser (der gröfste des Steifses) gerade in die Conjugata der Beckenhöhle zu stehen kommt. Man wird dabei den gegen die Synchondrose hingerichteten Hinterbacken immer noch etwas tiefer fühlen, als den nach hinten zugekehrten. Als entgegengesetzte Punkte, zur Unterscheidung für Rücken und Bauch, dienen hier besonders das prominirende Steifsbein, zuweilen auch die Dornfortsätze, und die Genitalien. (Ersatz für die kleine und grofse Fontanelle.) Die Füfse liegen entweder lang über den Bauch hinaufgestreckt, oder sie sind in den Knien gebogen, und werden zugleich mit dem Steifse im Muttermunde gefühlt; auch kommen sie kreutzweis übereinander geschlagen vor.

Anm. 1. Ueber den Mechanismus der Steifsgeburt vergl. Wigand, die Geburt des Menschen. Berl. 1820. II. Bd. pag. 378. u. folg.

Anm. 2. Ungünstige Steifslagen sind die, wobei der Steifs im Queerdurchmesser der Beckenhöhle zu fühlen ist, besonders wenn er so tief herabgetreten, und also der Rücken entweder gerade nach vorne, oder nach hinten gelagert ist.

§. 35.

Die Lage mit den Füſsen voran, oder die **Fuſs-lage** beschlieſse hier endlich die Reihe derjenigen Geburten, welche die Natur noch ohne Kunsthülfe beendigen kann. Diese Art von Geburt ist indessen noch seltener, als die Steiſsgeburt; sie verläuft aber noch beschwerlicher, da nur sehr wenig auf die Ausdehnung des Muttermunds gewirkt werden kann. Vor dem Blasensprunge ist die Diagnose schwer; es sind meistens negative Zeichen, welche diese Lage beurkunden, und nur bei schlaffer Blase fühlt man kleine Kindestheile, welche man hin und her bewegen kann. Das wurstförmige Herabtreten der Blase bei dieser Lage ist kein gewisses Zeichen, da diese Erscheinung so oft auch bei vorliegendem Kopfe beobachtet wird. Nach dem Blasensprunge fühlt man nun entweder nur einen Fuſs vorliegen, oder man findet beide, worauf die Eintheilung in eine vollkommene und in eine unvollkommene Fuſsgeburt beruht. Die Richtung der Füſse, mithin die des ganzen Körpers, erkennt man aus den Fersen und Zehen, welche beide Theile also hier als die beiden entgegengesetzten Punkte zu betrachten sind. Die Fersen sind entweder nach vorne und links, oder nach vorne und rechts gekehrt, von welchen beiden Lagen erstere indessen die häufigste ist. Sind die Fersen nach hinten gerichtet, mithin die Zehen nach vorne zugekehrt, so ist dieses eine minder vortheilhafte Lage für die Entwickelung des Kindes; der Geburtshelfer hat demnach die Füſse so zu leiten, daſs sie die erstere günstigere Richtung annehmen, wenn die Natur nicht beim Fortgange der Geburt von selbst diese Drehung bewerkstelligt. Bei der unvollkommenen Fuſsgeburt kann der verborgene Fuſs eine verschiedene Lage haben, er kann nämlich nach dem Leibe hinaufgestreckt, er kann im Knie gebeugt sein, und nach dem Rücken des Kindes hinaufliegen; oder in dem Falle, wenn er im Knie gebogen ist, kann er auch über dem Schenkel des vorliegenden Fufses gekreuzt sein, und endlich kann er sich auf der Linea arcuata im Eingange des Beckens festgestemmt haben.

Anm. 1. Vergl. El. von Siebold's Lehrbuch der theoretischen Entbindungsk. §. 555. pag. 443. u. ff.

Anm. 2. Fufsgeburt kommt auch unter dem Namen Partus agrippinus vor. Ueber diese Benennung vergl. meinen Aufsatz in dem encyclopädischen Wörterbuche der medicinischen Wissenschaften. 1. Band. Berl. 1828. 8. Artikel: Agrippinus partus. pag. 674.

§. 36.

Kniegeburten verdienen kaum als eigene Klasse aufgeführt zu werden, sie gehören zu den seltensten und unterscheiden sich wenig von den Fufsgeburten, mit denen sie auch hinsichtlich des Verlaufs ganz übereinkommen. Baudelocque beobachtete unter 16,286 Geburten die Kniegeburt nur viermal. Unter 1633 Geburten, die innerhalb eines Decenniums in der Königl. Entbindungsanstalt der Universität zu Berlin vorkamen, wurde die Kniegeburt nur einmal beobachtet, und zwar noch dazu eine unvollkommene: es war nämlich ein im Knie gebogener Fufs eingetreten, der andere Fufs war über den Schambeinen zu fühlen. Der Fall wurde künstlich beendet, der über den Schambeinen befindliche Fufs gefafst, neben dem im Knie gebogenen und bereits eingetretenen herausgeleitet, und das Kind weiter entwickelt. Vergl. El. v. Siebold's Journal für Geburtshülfe, Frauenzimmer- und Kinderkrankheiten. III. Bd. 3. St. No. XV. „Dritter Bericht der Entbindungs-Anstalt der Königl. Universität zu Berlin, und der damit in Verbindung stehenden Poliklinik etc. vom Winter- und Sommer-Semester 1818—1819. pag. 419—421.

§. 37.

Hiemit wären die Untersuchungen derjenigen Lagen geendet, bei denen die Natur wirksam sein und die Geburt durch eigene Thätigkeit beenden kann. Als Modificationen können noch verschiedene Zustände bei den Uebungen selbst mit durchgenommen werden, zu welchen besonders der Vorfall der Nabelschnur und der oberen Extremitäten neben dem Kopfe, eben so die Umschlingung der Nabelschnur bei allen Lagen u. s. w. gerechnet werden mufs. Am häufigsten bemerkt man den Vorfall der Nabelschnur und einer oder der andern obern Extremität bei Schieflagen, und es kann dieser Umstand als diagnostisches Zeichen der abnormen Stellungen mit angenommen werden.

Anm. Ueber den Vorfall der Hand neben dem Kopfe vergl. J. Fr. Osiander's Anzeigen zur Hülfe bei unregelmäfsigen und schweren Geburten. pag. 234.

In der Königl. Entbindungsanstalt ward im Jahre 1826 unter 127 Geburten dieser Vorfall der Hand neben dem Kopfe zwölfmal beobachtet: neun Geburten verliefen dennoch ganz regelmäfsig, obgleich sie etwas aufgehalten und erschwert wurden, dagegen war bei drei die Anlegung der Zange erforderlich.

§. 38.

Bietet sich der Untersuchung ein Theil des Rumpfes im Centralpunkte des Muttermundes dar, so ist die Längenaxe des Kindes mehr übereinstimmend mit der Queeraxe der Gebärmutter und des Beckens (Queerlagen); es wird also der Kopf in der einen, die Füfse dagegen werden in der entgegengesetzten Seite befindlich sein. Die Wirksamkeit der Natur wird bei solchen Lagen, die Geburt zu vollenden, nicht im Stande sein, es mufs künstliche Hülfe eintreten. Die Untersuchung einer solchen Lage mufs aber um so genauer angestellt werden, da eben aus der Lage die anzuwendende Hülfe bestimmt wird; und vielfache Uebung muſs wieder vorangehen, weil der Geburtshelfer oft aus einem sehr kleinen sich ihm anbietenden Theile auf die Stellung des ganzen Kindes schlieſsen muſs. Die wichtigste Frage bleibt hiebei immer, nach welcher Seite die Füſse und wohin der Kopf gerichtet sein mögen. Es ist demnach Aufgabe der folgenden Uebungen, auf die Erkennungsmerkmale dieser verschiedenen Rumpflagen aufmerksam zu machen, die Unterscheidungszeichen einzelner Theile, die sich wohl ähnlich sein mögen, zu bestimmen, und besonders den Untersuchenden darin zu üben, nach dem vorliegenden Theile zu bestimmen, nach welcher Seite der Kopf und nach welcher die Füſse ihre Lage haben.

Anm. 1. Diese Uebungen machen die Einleitung in das Kapitel der Wendungen, da solche Queerlagen doch fast immer letztere erfordern. Es kann daher hier schon auf manches aufmerksam gemacht werden, besonders auf den Gebrauch der Hände u. s. w., so wie man nie versäumen muſs, bei den Wendungen selbst dieses Kapitel immer wieder zu berücksichtigen: man lasse den Schüler nie eher zur Operation schreiten, ehe er nicht genau die Lage des Kindes u. s. w. bestimmt hat.

Anm. 2. Mit Recht macht J. Fr. Osiander in seinen Anzeigen zur Hülfe bei unregelmäfsigen und schweren Geburten pag. 272. darauf aufmerksam, daſs so vollkommene Queerlagen, wie man eine Phantompuppe auf ein Becken ohne Uterus setzen kann, in der Natur nie vorkämen, da sie der birnförmigen Gestalt des Uterus, dessen Höhle nach unten zu sich verschmälert, keineswegs entsprechen. Daher bildet der transversal liegende Körper des Foetus immer noch ein zusammengedrücktes Oval, dessen Längenaxe höchst selten mit der Beckenaxe sich kreuzt, sondern gewöhnlich in einem mehr oder weniger spitzen Winkel auf diese fällt.

§. 39.
Will man die Queerlagen classificiren, so thut man am besten, man bringt dieselben in zwei Ordnungen, und zwar nach den Hauptheilen des Foetus, mit welchen er vorliegen kann. Es kommt demnach in Betracht; a) der vordere Theil des Rumpfs, b) der hintere Theil, und endlich c) der Seitentheil. Die einzelnen Lagen werden nun wieder speciell nach denjenigen Parthien benannt, welche der Finger gerade im Centralpunkte des Muttermundes fühlt.

Anm. Die Diagnose einer Queerlage nach den äufsern Kennzeichen am schwangern Leibe darf hier nicht übergangen werden.

§. 40.
Seitenlagen. Es kann der Rücken des Kindes in diesem Falle entweder nach vorne oder nach hinten gekehrt sein, mithin die rechte oder die linke Seite vorliegen. Man unterscheidet hier Hals-, Brust- und Hüftlagen, und gewifs gehört in diese Classe auch die häufigste Queerlage, nämlich die mit vorliegender Schulter, mag sie nun mittelbar im Centralpunkte des Muttermundes, oder ihm zunächst liegen. Der Arm hat bei letzterer Lage die gröfste Neigung vorzufallen, wird auch wohl von ungeschickten Händen beim Untersuchen vorgezogen, oder ist wirklich schon vorgefallen. Man erkennt die Schulterlage, wenn nämlich die Schulter im Centralpunkte des Muttermundes liegt, an der runden Form derselben, kleiner anzufühlen, als der Kopf, aber doch gröfser, als das Knie. Die Ribben können in der Nähe gefühlt werden, eben so giebt das Schulterblatt mit seinem scharfen Rande ein sicheres Kennzeichen. Der Arm, wenn er mit vorliegt, fühlt sich bei weitem nicht so dick an, als der Oberschenkel. Aufserdem fühlt man wohl noch den Hals in der Nähe,

Nähe, und bei einzelnen Lagen auch das Schlüsselbein. Rippen und Hals geben Aufklärung, wohin der Kopf und wohin die Füfse gerichtet liegen. Liegt der Arm und die Hand mit vor, so erkennt man letztere an den längern Fingern, an der breitern Handfläche, so wie man auch noch durch das Nichtfühlen der Ferse die Hand am besten von den Füfsen unterscheiden wird. Der vorliegende Ellenbogen wird vom Knie unterschieden, dafs er spitzer ist, dafs die Patella fehlt, und die Nachbarschaft weder Waden noch den scharfen Rand der Tibia fühlen läfst. Diese Schulterlage kann nun vier Modificationen haben, je nachdem nämlich 1) die rechte Seite und der rechte Arm vorliegt, wobei der Kopf auf dem linken Hüftbeine ruht, und die Füfse nach rechts und nach hinten ihre Lage haben. 2) Die linke Seite liegt vor, der Kopf rechts, die Füfse nach links und hinten. 3) Die rechte Seite liegt vor, mit dem Kopf auf dem rechten Hüftbeine, die Füfse nach vorne und links. 4) Die linke Seite nach vorne, die Füfse ebenfalls nach vorne und rechts.

Anm. Es sind dies die Lagen mit vorgefallenem Arme, welche nach den Klagen fast aller Geburtshelfer so häufig von ungeschickten Hebammen, besonders auf dem Lande, herbeigeführt werden. Diese, die es so gerne bis auf das Aeufserste ankommen lassen, ehe sie den Geburtshelfer rufen, ziehen bei vorliegenden Schultern, welche Lage sie oft genug verkennen, den Arm hinein, indem sie ihn auch wohl für den Fufs halten, und nun, wenn sie ihren Irrthum eingesehen haben, ihn aber nicht mehr verbessern können, soll der Geburtshelfer sie von aller Verlegenheit befreien, der oft meilenweit hergeholt werden mufs, und nach schon lange abgeflossenem Fruchtwasser, an einer Frau, deren Kräfte längst schon dahin sind, operiren soll! Wohl konnte der alte Roederer bei solchen Fällen ausrufen: „Vae, quot matres immolantur!" Opusc. minor. pag. 194.

§. 41.

Die andern Lagen, bei welchen die Seitengegend des Halses, der Brust oder des Bauchs (Hüftgeburt) vorliegt, gehören gewifs zu den seltensten, ja es giebt Geburtshefer, die sie nie beobachtet haben wollen. Die beiden ersten Lagen lassen immer die Schulter in der Nähe fühlen, nach welcher man auch die Lage der Füfse unterscheiden mufs. Bei der Seitenhalslage möchte der Winkel des Unterkiefers den Kopf bezeichnen, so wie bei der Seitenbrustlage die Ribben mit ihren weichen Interstitien, und auch wohl der Ellenbogen an dem, mit vorliegenden, Arme gefühlt wird. Achselhöhle und Schulter bezeichnen in der einen Seite die Lage des Kopfs, die weichere Seitengegend des Bauchs in der andern die Füfse. — Was die Lage mit der Seitengegend des Bauchs voraus betrifft, die sogenannte Hüftgeburt, so fühlt man als festeren Punkt in der einen Seite den runden Rand des Hüftbeins, in der andern die falschen Ribben, nach welcher letztern Seite der Kopf hinsteht, desgleichen lassen sich die Hinterbacken mit der Afterspalte und die Geburtstheile fühlen. Es kann diese Lage mit einer Schulterlage verwechselt werden, wie zwei Fälle dieser Art beschrieben sind in El. v. Siebold über praktischen Unterricht in der Entbindungskunde pag. 43. in der Note.

Anm. Es versteht sich von selbst, dafs jede einzelne Lage ihre vier Modificationen hat, wie das bei der Schulterlage im vorigen §. angegeben ward, worauf bei den Uebungen Rücksicht zu nehmen ist, hier aber, um Weitschweifigkeiten zu vermeiden, nicht wiederholt zu werden braucht.

§. 42.

Hintere Fläche des Rumpfs. Man erkennt

diese Lagen besonders aus den Dornfortsätzen, die immer zu fühlen sind, mag nun der **Nacken**, die **Rückenseite der Brust**, des **Unterleibs** vorliegen. In allen diesen Fällen kann der Kopf entweder nach rechts, oder nach links gerichtet sein. Liegt der Nacken vor, so wird man nach der einen Seite das Hinterhaupt, nach der andern die Schultern finden; dabei ist zu bemerken, dafs sich die hintere Parthie des Halses nicht so fleischig und weich, als die schon beschriebene Halsseitenlage und die vordere Halsgegend anfühlen lassen. — Die **Rückenseite der Brust** bietet uns aufser den kurzen Dornfortsätzen die Ribben, und besonders die Schulterblätter dar, nach deren Richtung wir am besten die Lage des Kopfs bestimmen können. — Liegt endlich die **Rückengegend des Unterleibs** vor (**Lendengeburt**), so wird man nicht die Härte der Theile finden, wie bei der eben genannten Rückenlage; die spitzen Dornfortsätze werden dagegen nicht fehlen, so wie dann nach der einen Seite die dem Fingerdrucke weichenden falschen Ribben, nach der andern dagegen die hintere Beckengegend zu unterscheiden ist.

Anm. Wie selten diese Rückenlage ist, geht daraus hervor, dafs unter 12,633 Geburten, die vom Jahre 1797 bis 1806 incl. im Hospice de la Maternité zu Paris vorkamen, nur sechs Rückenlagen zu zählen waren, nämlich drei des Rückens, und drei der Lumbargegend. Auf 2000 Geburten kommt also kaum eine Rückenlage.

§. 43.

Vordere Gegend des Rumpfes. Die Lagen, welche zu dieser Abtheilung gerechnet werden müssen, sind besonders diejenigen, bei denen sich die **vordere Gegend der Brust** und die **des Bauchs** darbieten. An diese reihen sich dann noch an: die **vordere Halsgegend**, und endlich die **vordere Gegend des Bek-**

kens. Liegt die **vordere Brustgegend** vor, so unterscheidet man vor allen das Kreuzbein, woran besonders der etwas hervorragende Processus ensiformis die Seite angiebt, nach welcher die Füfse hinliegen. Die Ribben, die Schlüsselbeine, so wie die Brustwarzen, dienen ebenfalls dazu, diese Lage zu erkennen. Nicht selten beobachtet man bei dieser Lage Prolapsus der obern Extremitaeten. — Liegt der Bauch des Kindes vor, so ist hier besonders die weiche Gegend und die Nabelschnur, namentlich ihr Insertionspunkt zu bemerken. Ribben und Processus ensiformis dienen hier als Kennzeichen, nach welcher Seite der Kopf, und die Beckenknochen, wohin die Füfse gerichtet sind. Gewöhnlich erfolgt bei dieser Lage Vorfall der Nabelschnur, wodurch dann Lebensgefahr für das Kind eintritt. — Die **vordere Halsgegend** wird erkannt an dem knorplichen Kehlkopfe und dem Zungenbeine; hiebei sind der rundliche Unterkiefer und die Schlüsselbeine nebst den ersten Ribben die beiden entgegengesetzten Theile. — Was endlich diejenige Lage betrifft, wobei die **vordere Beckengegend** vorliegt, so findet man die Geschlechtstheile hier mehr oder weniger mitten im Muttermunde, zunächst die vordere Beckengegend, den Bauch nach der einen und den Schenkel nach der andern Seite hingerichtet.

Anm. Einen Fall dieser letztern Lage siehe in El. v. Siebold's Lucina beschrieben. I. Bd. 1. Hft. pag. 94. No. V. „Künstliche Entbindung durch die Wendung wegen regelwidriger Lage des Kindes, begleitet mit heftigem Blutflusse und Convulsionen," vom Herausgeber.

§. 44.

An diese angegebenen Lagen und deren Untersuchung am Phantome lassen sich nun alle diejenigen reihen, oder bei den Uebungen mit ihnen verbinden, bei welchen die Nabelschnur oder Extremitaeten vorgefallen sind, da bei solchen Fällen doch meistens ein Theil des Rumpfes in der Nähe ist. Eben so gehört hieher der gewifs sehr seltene Fall, dafs beide Hände und Füfse nebst dem Kopfe vorliegen, als wirklich beobachtet von El. v. Siebold. S. dessen praktischen Unterricht u. s. w. pag. 50. in der Note.

Viertes Kapitel.
Untersuchung der Nachgeburt.

§. 45.

Mit dem Ausschlusse der Nachgeburt ist das Geburtsgeschäft zu Ende. Es mufs aber auch der jedesmaligen Wegnahme derselben die Untersuchung vorangehen, um zu entscheiden, ob der günstigste Zeitpunkt dazu schon erschienen sei, oder ob man diesen noch abzuwarten habe. Demnach mufs der Schüler geübt sein im Bestimmen, wo die Nachgeburt befindlich, ob sie schon in die Scheide herabgetreten, oder ob sie noch gar nicht von ihrem Zusammenhange mit der Gebärmutter getrennt sei. Es gehen von der Nachgeburt so manche widernatürliche Erscheinungen aus, das Geschäft ihrer Ausscheidung wird abnorm, und es kömmt dann darauf an, den Grund davon ausfindig zu machen. Man gehe deshalb hier mit aller Vorsicht zu Werke, und mache sich genau mit dem vorliegenden Falle bekannt, um die rechte Hülfe eintreten zu lassen. Auch hier ist wieder die äufsere Untersuchung des Unterleibs von der gröfsten Wichtigkeit, ja oft giebt sie noch mehr Aufschlufs, wie die innere: wir erfahren durch sie, ob die Gebärmutter normal zusammengezogen jene bekannte Kugelform bilde, oder ob sie noch ausgedehnt sei; nach welcher Richtung hin sich diese Ausdehnung

erstrecke, ob krampfhafte Constrictionen vorhanden
seien u. s. w.

Anm. Vergl. El. v. Siebold über die Grenzen der
Natur und Kunst, in Beziehung anf das Nachgeburtsgeschäft. Ein Programm u. s. w. Würzburg 1814. 8.

§. 46.

Es zerfallen diese Uebungen in folgende Abtheilungen:

1) Untersuchung der nach der Entbindung normal sich losgetrennten Nachgeburt, die bereits in die Scheide herabgetreten ist. Hier lassen sich am besten die Kennzeichen aus der Untersuchung des äufsern Leibes anreihen, welche den Geburtshelfer zu der Annahme berechtigen, dafs sich die Placenta bereits losgetrennt habe und entfernt werden könnte.

2) Untersuchung der noch in der Gebärmutter festsitzenden Placenta, bei noch unversehrter oder abgerissener Nabelschnur. Letztere dient hiebei als Leiter und führt zur Placenta. Es bildet diese Untersuchung die Einleitung zur künstlichen Lösung und Wegnahme der Nachgeburt. Demnach mufs hier stets auf die Entscheidung Rücksicht genommen werden, an welcher Stelle der Gebärmutter jene adhärirt sei.

3) Endlich gehört hieher die Würdigung derjenigen Fälle, bei welchen der Mutterkuchen vom Uterus krampfhaft umschnürt wird, wobei die Gebärmutter in zwei Höhlen getheilt ist, und die Nachgeburt gänzlich oder theilweise in derselben eingeschlossen wird in Folge der normwidrigen Constrictionen des Uterus.

Anm. Vergl. über letztern Zustand mehrere Aufsätze
in El. v. Siebold's Journal, z. B. II. Bd. pag. 291. u.
297., III. Bd. pag. 452., IV. Bd. pag. 567., eben so V. Bd.
pag. 309. 312. und 619, so wie auch W. J. Schmitt
„über den herrschenden Lehrbegriff von Einsackung des

Mutterkuchens" in dessen gesammelten obstetric. Schriften. Wien 1820. 8. pag. 409.

§. 47.

Es bleibt uns nur noch ein Fall der Nachgeburtsuntersuchung übrig, der sich eigentlich nicht auf das Geschäft der Wegnahme derselben bezieht, sondern der zum Theil, da die Geburt des Kindes noch gar nicht erfolgt ist, in das vorige Kapitel gehört. Da aber die Placenta selbst hiebei eine sehr wichtige Rolle spielt, so mag die Uebung in der Untersuchung solcher Fälle an die eben durchgenommenen angeschlossen werden. Es ist dies nämlich die Untersuchung der Placenta praevia, wobei zwei Fälle zu unterscheiden sind: 1) der unvollkommen aufsitzende Mutterkuchen, 2) der vollkommene Sitz der Placenta auf dem Muttermunde. Der Schüler mufs hier besonders in der Entscheidung geübt werden, welcher Theil des Kindes bei diesem abnormen Sitze der Nachgeburt vorliege; und müssen hier bei der überaus schwierigen Diagnose die Hülfsmittel aus der äufsern Untersuchung, aus der von der Mutter in der Schwangerschaft gefühlten Bewegung des Kindes u. s. w. angegeben werden. Diese Uebung hilft zugleich die Einleitung bilden in das Accouchement forcé, welches doch so oft bei solchen Fällen unternommen werden mufs.

Anm. Bei den Untersuchungen der Nachgeburt macht sich das Phantom mit der Gebärmutter und dem fühlbaren, mehr oder weniger ausgedehnten Muttermunde besonders geltend, da letzterer doch immer mit berücksichtigt werden mufs, besonders bei den krampfigen Zusammenziehungen desselben, und eben bei der Placenta praevia, sie sei nun unvollkommen oder vollkommen auf demselben gelagert. Es wird auch dem Schüler dadurch der Begriff des Accouchement forcé deutlich gemacht werden können, was um so nöthiger ist, da die künstliche Frühgeburt doch noch von einigen Autoren mit jenem verwechselt wird.

§. 48.

Es wird hier an seinem Orte sein, eine Uebersicht derjenigen Lagen zu geben, welche seit zehn Jahren in der Königl. Entbindungsanstalt der Universität zu Berlin beobachtet wurden, damit darnach beurtheilt werde, in welchem Verhältnisse die beschriebenen Lagen des Kindes zu einander stehen, welche als die häufigsten und welche als die seltensten vorkommen. Wenn auch freilich hier vom Herbste des Jahres 1817 (den 12ten Novemb.) bis 1827 (den 21sten Novemb.) keine so grofse Anzahl von Geburten gegeben werden kann, wie es Baudelocque, die La Chapelle und die Wiener Entbindungsanstalt zu geben im Stande waren, so bietet doch ein Decennium schon eine interessante Uebersicht dar, und man kann immer Resultate über die vorkommenden Kindeslagen daraus entnehmen.

Es fielen in der gedachten Zeit im Ganzen 1633 Geburten vor. Unter diesen waren 19 Zwillingsgeburten, demnach wären 1652 Lagen anzugeben. Es ward aber beobachtet:

Die erste normale Lage . . 1215 mal.
Die zweite normale Lage . 339 -
Die Scheitellage . . . . . 23 -
Die Gesichtslage . . . . . 7 -
Die Steifslage . . . . . . 30 -
Die Fufslage . , ... 14 -
Die unvollkommne Knielage 1 -
Queerlagen . . . . . . 15 -
Summa 1644.

Es fehlen an diesen Lagen noch 8, die aber nicht genau bestimmt werden konnten, weil in 5 Fällen die künstliche Frühgeburt, und in einem Falle der Kaiserschnitt unternommen ward; desgleichen konnte bei drei präcipitirenden Geburten die Lage nicht ermittelt werden.

Für die folgenden Abschnitte möge nachstehende Uebersicht dienen, die freilich mehr die Grundsätze der Schule ausspricht:

Natürlich verliefen	1450 Geburten.
Mit der Zange wurden beendet	173
Die Wendung ward unternommen	17 mal.
Die künstliche Steifsgeburt	3 -
Die künstliche Fufsgeburt	4 -
Die künstliche Frühgeburt	4 -
Der Kaiserschnitt (an einer Verstorbenen)	1 -
Summa	1652.

Unter diesen gebornen Kindern waren:

Knaben	884
Mädchen	768
	1652.

Anm. Vergl. hiezu die einzelnen Berichte der königl. Entbindungsanstalt der Universität zu Berlin u. s. w. in El. v. Siebold's Journal vom III. Bd. an und in den folg.

Zweiter Hauptabschnitt.

Von der Behandlung der natürlichen Geburt.

§. 49.

Der Zweck des Geburtshelfers am Gebärbette geht dahin, das Gebären des Weibes zu erleichtern, jede Gefahr dabei zu verhüten, und ihm solche Hülfe zu leisten, die weder diesen natürlichen Act des weiblichen Organismus stört, noch aber auch als zu passiv die Natur über gewisse Grenzen hinaus und dadurch schädlich wirken läfst. Beurtheilung des vorliegenden Falls durch genaue Erwägung aller Umstände, und vor allem durch eine gründliche Untersuchung wird ihm daher die zu leistende Hülfe anzeigen; er wird darnach entscheiden, ob er nur die thätige Natur unterstützen, oder ob er durch thätiges Handeln in den Fällen, wo sie nicht im Stande ist, ihre Aufgabe zu vollbringen, an ihre Stelle treten soll. Ersteres wird der Fall sein bei allen normalen Kopflagen nicht nur, sondern auch bei denjenigen Lagen, bei welchen der Kopf, wenn auch nicht normal, eingetreten ist, also bei Scheitel- und Gesichtsgeburten: eben so bei den Steifs- und Fufsgeburten, vorausgesetzt, dafs auch von der dynamischen Seite her nichts im Wege steht, und sonst keine übeln Zufälle den Ausgang der Geburt trüben. Es soll also in den folgenden §§. die Behandlung dieser natürlichen Geburten abgehandelt werden, in sofern sie sich auf manuelles Handeln bezieht; es wird aber eben dieses manuelle Eingreifen nicht allein wichtig für die natürlichen Geburten, bei denen es das einzige bleibt, sondern es bildet auch als allgemeinste Hülfsleistung die Basis bei den sogenannten Operationen der Geburtshülfe, indem diese bezwecken, die vorliegende Abnormität auf das Normale möglichst zu reduciren, oder sie doch letzterem so nahe als möglich zu bringen, auch die meisten hier zu lehrenden Hülfsleistungen dort doch wieder mit vorkommen müssen.

Anm. Es ist Verdienst der neuern Zeit, dieses Kapitel, die Behandlung der natürlichen Geburten, genauer gewürdigt zu haben, und so manche Geburten, die früher nur durch die Kunst vollendet wurden, der Natur zu überlassen. Man denke nur an die Gesichtsgeburten, bei welchen die Aeltern nie der Natur getraut haben, und über welche man in neuern Zeiten eine ganz andere Ansicht erlangte. Nur neige sich der Geburtshelfer weder nach der einen, noch nach der andern Seite zu sehr hin, er habe keine zu grofse Vorliebe für die Kunst, wie wir wohl solche Schulen aufzuweisen haben, aber er traue auch nicht blind der Natur. „Incidit in Scyllam cupiens vitare Charybdim!" — Einen traurigen Beweis des letzterh geben die der Natur zu sehr huldigenden englischen Geburtshelfer. Ein mich vor einigen Wochen besuchender englischer Arzt und Vorsteher einer sehr grofsen Entbindungsanstalt in seinem Vaterlande, wunderte sich, als ich ihm die Anzahl der Zangenentbindungen nannte, welche wir in diesem Jahre in unserer Anstalt gehabt haben: es waren deren unter 100 Geburten damals gerade 11. Unter 1000 Entbindungen, meinte er, kämen ihm kaum 3 vor. Als er aber nach den Perforationen fragte, die vorgekommen wären, und ich ihm erwiedern mufste, seit zehn Jahren wäre noch keine einzige im Hause gemacht worden, da war das Wundern an mir, als er mich versicherte, ihm kämen unter 100 Entbindungen wenigstens 5 vor, die den „use of perforator" nöthig machten. Das sind die Folgen, wenn man zu viel auf die Natur hofft, und ihr nicht zur rechten Zeit, wenn sie es erfordert, zu Hülfe kommt: statt dafs man da mit leichten und gefahrlosen Mitteln hätte helfen können, ist der passende Zeitpunkt für sie verloren gegangen, und es kann nur noch zu solchen Operationen geschritten werden, die ein Individuum bestimmt aufopfern, und für das andere eine zweifelhafte Prognose gestatten. Daher wimmeln auch die englischen Schriften über Geburtshülfe von Abbildungen solcher verhängnifsvollen Instrumente, und ihre meisten Kapitel handeln: „of the operation of craniotomy: of embryotomy operations, of the mode of using the osteotomist, of the unavoidable mutilation of the foetal subject etc." Kapitel, die bei uns höchstens in den neuern Lehrbüchern in sofern kurz berührt werden, als sie geschichtlichen Werth haben.

Erstes Kapitel.

Behandlung der normalen Kopfgeburten.

§. 50.

Für unsern Zweck haben wir es hier mit der vierten Geburtsperiode zu thun, wenn nämlich der Kopf im Einschneiden begriffen steht, und der Zeitpunkt bald eintreten wird, die Einreifsung des Frenulum's und Damms zu verhüten, und das sich entwickelnde Kind zu empfangen. Ersteres bewirken wir durch eine zweckmäfsige Dammunterstützung, wobei uns die gut gewählte Lage der Gebärenden zu Hülfe kommt. Gewöhnlich treffen wir diese in ihrem Bette liegend an, und es ist Pflicht der neuern humaneren Geburtshülfe, unnöthiger Weise diese Lage nicht zu verändern, da sie die ungezwungenste und natürlichste von allen ist. Mit geringen Veränderungen können wir uns hier ein bequemes und zweckmäfsiges Geburtslager bereiten, ohne dafs wir die Gebärende zu entblöfsen brauchen, ohne dafs sie sich Erkältungen aussetzt, und ohne dafs eine solche Zubereitung mit vielem Lärmen und Aufsehen verbunden ist. Wir müssen nur dafür sorgen, dafs die Kreutzgegend der Gebärenden auf eine durch untergelegte Polster und durch eine in der Mitte zusammengelegte Matratze bewirkte Erhöhung zu liegen kommt, damit der Geburtshelfer zur Dammunterstützung u. s. w. Raum genug behalte; eben so mufs unten am Bettende durch angelegte Polster, Fufsschemel etc. den Füfsen der Gebärenden der gehörige Widerstand gegeben werden, und an die Bettpfosten befestigte Handtücher u. s. w. geben ihr Spielraum genug, ihre Wehen zur rechten Zeit zu verarbeiten. So erhält ein auf diese Weise bereitetes Lager alle Ansprüche, die indessen noch mehr vereinigt sind in dem Gebärkissen, welches El. v. Siebold angegeben, und welches auch noch andern Zwecken entspricht.

Anm. 1. Bereitung des einfachsten Geburtslagers, so wie Vorzeigung des Geburtskissens und dessen Gebrauch in den Uebungen selbst. Vergl. hiezu El. v. Siebold: Ueber ein bequemes und einfaches Kissen zur Erleichterung der Geburt und Geburtshülfe, mit einem Kpf. Berlin 1818. — Gebärstühle werden mit Recht immer mehr verlassen, und es sind meistens nur noch Hebammen, oder mit den Fortschritten der neuern Zeit nicht mitgegangene Geburtshelfer, die sich ihrer noch bedienen. Ein Verzeichnifs der Stühle S. bei El. v. Siebold Lehrbuch der praktischen Entbindungsk. §. 102. Hieher gehört auch G. Ch. Siebold Comment. de cubilibus sedilibusque usui obstetricio inservientibus. Gott. 1790. 4. Als Fortsetzung die Marburger Schrift: G. Grau cubilium sediliumque usui obstetricio recentissimae conditionis ac status expositio. Marb. 1814. — Eigene künstliche Gebärbetten sind doch wohl nur in Entbindungsanstalten an ihrem Orte. — Die Bereitung des sogenannten la Motte'schen Queerbettes S. unten bei den Operationen.

Anm. 2. In einer jüngst erschienenen Schrift von Dr. C. F. L. Wildberg: „Ueber die Nothwendigkeit der Berücksichtigung der Neigung des Beckens zur jedesmaligen Bestimmung der angemessensten Lage der Gebärenden. Leipz. 1827. 4." wird das v. Siebold'sche Gebärkissen auf eine ungerechte Weise angefeindet, und dadurch zugleich dargethan, dafs der Hr. Verfasser mit dem Gebrauche desselben ganz und gar nicht bekannt sei. Er geht in seiner Schrift von dem Grundsatze aus, die Lage der Gebärenden müsse sich nach der jedesmaligen Neigung des Beckens richten, und dies giebt ihm einen Grund, das benannte Gebärkissen ganz zu verwerfen, und doch kann vermittelst des hinten angebrachten Rollkissens nach Erfordernifs die Person höher oder niedriger gelegt werden. S. Gebrauch des Kissens in v. Siebold's oben angeführter Schrift Pag. 18., wo noch ausdrücklich steht: „man giebt der Gebärenden die nöthige Lage, wie die Richtung des Beckens, der Stand des Kopfs u. s. w. es erfordern, indem man die Kreuzgegend mehr oder weniger erhöht dadurch, dafs man das Rollkissen entweder vor- oder rückwärts schiebt, und es dann hinten mit den dazu bestimmten Gurtbändern mittelst Schleifen oder Schnallen befestigt." Der Vorwurf, dafs man auf dem Geburtskissen in erforderlichen Fällen die Seitenlage nicht bequem geben könne, fällt auch in sofern weg, als man die Gebärende nicht eher auf dasselbe zu bringen hat, bis der Zeitpunkt der Ausschliefsung des Kindes herannaht, die Geburt also schon weit genug vorgerückt ist: befolgt man diese Regel, so wird man nie nachtheilige Folgen sehen. Einen zweiten Grund, es zu verwerfen, sucht der Herr Verf. darin, „weil der Geburtshelfer oder die Hebamme bei dem Geburtskissen zur Seite stehen müfsten: die erforderliche Hülfe aber müsse jedesmal in einer der Gebärenden gerade entgegenstehenden Richtung geleistet werden;" dagegen läfst er demselben nur in sofern Gerechtigkeit wiederfahren, „als man es bei der Bereitung eines Queerlagers als zweckmäfsiges Hülfsstück gebrauchen könne." Dafs von der Seite eben so gut Hülfe geleistet werden könne, wie in der, der Gebärenden gerade entgegengesetzten, Richtung, hat die Erfahrung längst bestätigt, und es ist diefs gerade ein Vorzug der neuern, humaner gewordenen Geburtshülfe, dafs es nicht mehr nöthig ist, jedesmal die mit so vielen Umständen verbundene Queerlage zu geben. Freilich gehört einige Uebung dazu, die man nur dann erlangt, wenn man sich recht oft dieser Lage in natura bedienen kann. Das viele Künsteln hat die Geburtshülfe nicht vorwärts gebracht, und darin gerade, dafs man der Natur treu geblieben, die Kunst so auf das möglichste vereinfacht, und dieses selbst auf die Lagen übergetragen hat, liegt der so grofse Unterschied der jetzigen Geburtshülfe vor der alten, auf die man nicht wieder zurückkommen sollte. — Uebrigens empfiehlt Hr. Wildberg den Geburtsstuhl, „auf welchem die Lage der Gebärenden je nach der Neigung des Beckens und der Geburtszeit verändert werden kann, ohne dafs die Gebärenden dabei besonders bewegt zu werden, oder wohl gar sich selbst bei der Bewegung anzustrengen brauchen."

§. 51.

Bei der im vorigen §. angegebenen Lage der Gebärenden erfolgen alle Hülfsleistungen des Geburtshelfers von der Seite, d. h. er sitzt oder steht am Rande des Bettes (was man am besten von der Wand abrücken läfst, damit es von beiden Seiten zugänglich wird), oder er sitzt auf einem Stuhle neben demselben, und auf diese Weise erfolgt auch von ihm die zweckmäfsige Dammunterstützung und das Empfangen des Kindes. Jene wird mit der blofsen unbedeckten Hand dann geleistet, wenn der Damm hervortritt, und wenn bei der fortschreitenden Entwickelung des Kopfs ihm die meiste Gefahr droht, d. h. wenn der gröfste Umfang des Kopfes durchtritt. Die wohl gereinigte Hand bringt zu dem Ende den Damm vom After her mittelst des Ballens der Hand etwas nach vorne, bleibt hier liegen, so dafs das Frenulum oder in dessen Ermangelung der vorderste Rand des Damms auf dem Ballen ruht. Bei der Ausdehnung des Damms durch den daraufdrückenden Kopf drücke man gegen die am meisten ausgedehnte Gegend, ohne gerade mit Gewalt den Kopf nach oben zu pressen: die Zwischenzeit benutze man dazu, theils neue Kräfte zu sammeln, indem man den Druck etwas nachläfst, theils aber auch den immer mehr ausgedehnten Damm wieder von hinten nach vorne zu streichen. Bei der höchsten Ausdehnung des Damms und der völligen Entwickelung des Kopfs über dem Damme gebe man ja nicht mit dem Kopfe nach vorne, sondern bleibe mit der Hand unter dem Damme liegen, ein Fehler, den Anfänger gewöhnlich begehen; denn gerade da, wo die gröfste Peripherie des Kopfes durchgeht, ist auch die Gefahr des Dammeinrisses am stärksten. Ist der Kopf geboren, so tritt gewöhnlich eine Pause ein; man benutze diese, um etwas auszuruhen, versäume aber nie beim Durchschneiden der Schultern von neuem den Damm zu unterstützen, da die Beobachtungen nicht selten sind, dafs selbst dann noch Dammeinrisse erfolgten.

Anm. 1. Die Frage, die sich in den neusten Zeiten erhob, ob es überhaupt nöthig sei, den Damm zu unterstützen, ist wohl dahin entschieden, dafs es erforderlich sei. Vergl. Mende Beobachtungen und Bemerk. aus der Geburtshülfe und gerichtlichen Medicin. Eine Zeitschrift u. s. w. Erstes Bändchen. Gött. 1824. pag. 27. und El. v. Siebold. „Ist es schädlich, das Mittelfleisch bei der Geburt zu unterstützen? Nach mehrfacher Prüfung am Gebärbette," in dess. Journal, V. B. 1. St. pag. 63. — „Die Fälle aber zu unterscheiden, wo das Unterstützen unnöthig oder wo es nöthig ist, möchte für Anfänger und zumal für Hebammen höchst schwierig, ja unmöglich sein; daher es gerathen zu sein scheint, lieber in allen Fällen diese wenigstens unschädliche und schmerzlindernde Hülfe in in der Geburt anzubringen, als in Unthätigkeit es abzuwarten, ob der ununterstützte Damm einreifsen, oder unbeschädigt bleiben werde; und wenn der Schaden geschehen, es nachher zu bereuen, dafs man ein Mittel verfehlt habe, was die Geburtshelfer aller gebildeten Nationen anempfehlen und anwenden." J. Fr. Osiander in seinen Anzeigen zur Hülfe etc. pag. 184. in der Note.

Anm. 2. Bei normwidrigen Kopflagen, z. B. bei einer Gesichtsgeburt, wende man noch mehr Vorsicht und Aufmerksamkeit auf die Unterstützung des Damms, indem die Gefahr des Dammrisses hier noch weit gröfser ist. — Die Wahl der Hände zu diesem Geschäfte richtet sich übrigens nach der Drehung des Kopfes.

§. 52.

Es giebt noch eine Menge anderer Methoden, den Damm zu unterstützen, die aber mehr oder weniger gänzlich zu verwerfen sind. Einige derselben müssen indessen hier angeführt werden, theils weil sie geschichtlichen Werth haben, theils aber auch, um daraus den Vorzug der eben angegebenen in ein noch besseres Licht zu setzen.

Plenck will den Damm zurückdrängen, „ac si obstetrix perinaeum in anum reprimere vellet." S. dess. Elementa artis obstetric. Vienn. 1781. 8. p. 59.

Roederer „sub quovis ingruente dolore digitis his perinaeum versus os sacrum premit (med. obstetric.) atque infra caput ducit; qua ratione capiti porta ita panditur, ut absque impedimento et perinaei noxa excidat." ejusd. element. artis obstetr. Gott. 1766. p. 139. 8.

Stein d. ält. machte zuerst auf die Nachtheile aufmerksam, welche durch eine solche Unterstützung, wie sie Plenck, Roederer und bei den ältern Mauriçeau, La Motte, Dionis und andere empfohlen, und lehrte, dafs man „die flache Hand auswärts gegen den ausgedehnten Damm so ansetzt, dafs man unter den Wehen zu wiederholten Malen nach hinten darüber wegfährt und den Damm zu ein und derselben Zeit dergestalt nicht nur unterstützt, sondern auch selbst den Kopf in allen Wehen aufwärts zu heben sucht, nicht anders, als wollte man so zu sagen der Kraft der sich zusammenziehenden Gebärmutter und ihrer geraden herunterpressenden Wirkung widerstreben, und die Geburt gleichsam aufhalten." S. dess. theor. Anleitung zur Geburtsh. Marburg, 1797. 8. p. 211. §. 678.

Gehler in sein. dissertat. de partus naturalis adminiculis sagt: „Neque et ille modus mihi displicet, quo digitis in ani orificium immissis caput sursum extrorsumque moveri vult, cum itidem ad perinaei conservationem multum facere posse videatur." S. Sylloge oper. minor. praestantiorum ad artem obstetriciam spectant. quam edid. Schlegel Vol. II. Lips. 1796. p. 393.

Osiander bedient sich zum Unterstützen der mit einem Tuche umwickelten Hand, um sich dieselbe nicht zu verunreinigen, zugleich aber auch um einen gleichmäfsigen Druck anzuwenden, und der Person auf diese Weise Schmerzen zu ersparen. S. dess. Handbuch. Th. II. §. 123. — v. Froriep räth gleichfalls, die Hand zu bedecken. S. dess. theoret.-prakt. Handbuch der Geburtshülfe. Weim. 1827. §. 373.

Auch ist man wohl früher in den After eingegangen, und hat das Schwanzbein zurückgedrückt, ein Handgriff, den selbst Stein noch empfahl. S. dess. theoret. Anleit. zur Geburtsh. 5. Aufl. §. 214. pag. 685. Auch hat man sich eines Hebels bedient, den man zwischen Perinaeum und Kopf einbrachte, um letztern bei seinem Durchschneiden darüber hinweggleiten zu lassen.

Anm. Der neuerdings wieder zur Sprache gekommene und im Jahre 1827 von H. Dr. Weise in der Entbindungsanstalt der K. Charité zu Berlin ausgeführten Vorschlag des Hamburger Michaelis, den Damm in einzelnen Fällen einzuschneiden, gehört ebenfalls hieher. Siehe Leinveber diss. de incisione commissurae genitalium posterioris ad evitandas inter partus perinaei rupturas. Berol. 1827. S. — Das „Opinionum commenta delet dies" dringt sich hier unwillkührlich auf, wenn man Mursinna's frühere Aeufserung gegen dieses Verfahren vergleicht: „Welcher Unsinn, zu rathen, den Damm einzuschneiden, damit er nicht eingerissen werde! Das heifst beinahe soviel, als den Mastdarm durchzuschneiden, damit sich der Koth nicht ansammeln möge." Vergl. dess. „Bemerkungen über unsere Charitéanstalt," in seinem Journal für die Chirurgie, Arzneikunde und Geburtshülfe. IV. Bd. 3. St. Berl. 1812. pag. 150. Ein gleiches Urtheil über denselben Gegenstand von demselb. in Stein's Annalen der Geburtshülfe. V. St. Leipz. 1811. pag. 232.

§. 53.

Ist der Kopf des Kindes geboren, so erfolgt die Ausschliefsung des übrigen Körpers in den meisten Fällen nach einem Zwischenraume von einigen Minuten, und der Geburtshelfer hat dabei weiter nichts zu thun, als das Kind zu empfangen, was er mit derjenigen Hand, welche den Damm nicht unterstützt, bewirkt. Demnach läfst er die rechte Hand liegen, wenn diese die Dammunterstützende ist, und mit der linken Hand hebt er gleichsam den sich entwickelnden Rumpf an dem rechten Schenkel der Mutter in die Höhe, indem der Rükken seiner Hand gegen den entgegengesetzten Schenkel der Mutter mit nach unten gerichteten Fingern gekehrt ist. Der Hintere des Kindes kommt dann auf die unterstützende Hand zu liegen, die mit diesem weiter geht, sich also ja nicht eher vom Damme entfernt, bis jener ganz durchgetreten ist. Das nun ganz ausgeschlossene Kind wird auf ein bereit gehaltenes Kisschen queer auf die nun geschlossenen Schenkel der Mutter gelegt (der Rücken des Kindes nach den Füfsen der Mutter zugekehrt), wobei man die Vorsicht anwendet, es nicht zu weit von den Geburtstheilen zu entfernen, um die Nabelschnur nicht zu zerren. Ein gleiches Verfahren findet dann statt, wenn sich das Gesicht des Kindes nach dem linken Schenkel dreht, wie bei der zweiten normalen Lage, nur im umgekehrten Verhältnisse.

§. 54.

Etwas anders ist das Verfahren, wenn der Geburtshelfer vor der Gebärenden sitzend die Geburt leiten mufs, wie die Fälle vorkommen können. Die Dammunterstützung bleibt dieselbe, nur bildet in diesem Falle die Hand, die das Kind empfängt, gleichsam eine Brücke, auf welcher sich das Kind entwickelt. Dreht sich das Kind nach dem rechten Schenkel, so geschieht das Anbringen der Hand so, dafs der kleine Finger am rechten Schenkel der Mutter liegt, und der Kopf des Kindes sich auf dem Zwischenraume zwischen dem ausgestreckten Daumen und Zeigefinger entwickelt, wie dies bei den Uebungen näher zu zeigen ist. Den Rükken der Hand habe der Geburtshelfer hiebei gegen sich, die hohle Hand gegen die Genitalien der Gebärenden gerichtet.

Anm. Man unterscheide wohl zwischen Empfangen des Kindes und zwischen Extraction. Bei ersterem zeigt sich nur die Natur thätig, und liefert gleichsam dem Geburtshelfer das Kind in die Hand. Im letzterem Falle zieht er das mit dem Kopfe vorangeborne Kind etwas an, was indessen durchaus keiner andern Stellung der Hand, als die in beiden vorhergeg. §§. beschriebene, bedarf, nur dafs man die Finger an das Kind anlegt, und so dasselbe anzieht.

§. 55.

Es folgt nun der Act der Unterbindung, die dann unternommen wird, wenn die Pulsation der Nabelblutgefäfse gänzlich erloschen, oder nur noch schwach besteht. Bei fetten Nabelschnuren streift man erst vorsichtig die Wharton'sche Sulze vom Kinde abwärts nach dem an der Placenta sitzen bleibenden Theile des Nabelstrangs, wobei man ja den Nabelstrang nicht zerre. Das erste Nabelbändchen legt man vier Finger breit vom Nabelringe entfernt an, befestigt es mittelst eines sogenannten chirurgischen Knotens, den man nach unten zu schürzt; zur Vorsicht kann man noch einmal mit beiden Enden nach oben gehen, und noch einen einfachen Knoten darauf setzen: dann legt man ein zweites Bändchen mittelst eines einfachen Knotens an den Placental-Theil des Nabelstrangs, drei Finger breit vom erstern entfernt, und durchschneidet nun mittelst der Nabelschnurscheere den Funiculus mit aller Vorsicht, um das Kind nicht zu verletzen, was nun zur weitern Besorgung der Hebamme u. s. w. zu übergeben ist.

Anm. 1. Wie excentrische Ideen über die Behandlung des Nabelstrangs geherrscht haben, darüber vergl. Ziermann: die naturgemäfse Geburt des Menschen oder Betrachtungen über zu frühe Durchschneidung und über Unterbindung der Nabelschnur des neugebornen Kindes als Urgrund der häufigsten und gefährlichsten Krankheiten des Menschengeschlechts. Mit einer Vorrede des Hrn. Prof. Wolfart. Berl. 1817. 8. — Als Entgegnung dienten zwei Berliner Dissertationen: Friedrich an ratio Mesmeriana funiculum umbilicalem tractandi salubris sit habenda? 1819. b. und Kaas de funiculi umbilicalis deligatione non negligenda. 1820. 8. — Vergl. auch Fr. B. Osiander's Kritik dieser neuen Lehre in sein. Handbuche. 2. Bd. 1. Abth. pag. 175. u. ff. in der Note.

Anm. 2. Obgleich man zum Durchschneiden des Nabelstrangs im Nothfalle jede gewöhnliche Scheere gebrauchen kann, wenn sie nur grofs und stark genug ist, so ist es doch besser, sich eigener sogenannter Nabelschnurscheeren zu bedienen, die vorne abgestumpft, gehörig breit, und an der Schneide mäfsig scharf sind. Die ältern haben eine starke Krümmung nach der Seite hin; am besten bedient man sich der v. Siebold'schen Scheere, die aufserdem noch das zum Wassersprengen zu gebrauchende Häckchen hat. Vergl. unten §. 65.

Anm. 3. Wie empfehlenswerth die gröfste Vorsicht bei Unterbindung der Nabelschnur und bei der Durchschneidung derselben sei, beweiset der von Merriman beschriebene unglückliche Fall, in welchem ein englischer Geburtshelfer ein Fingerchen mit in die Ligatur, die er um den Funiculus legte, gebunden, und den ersten Phalanx mit der Scheere abgeschnitten hat. S. die regelwidrigen Geburten und ihre Behandlung von S. Merriman, übers. von Dr. H. F. Kilian. Mannh. 1826. 8. pag. 22. — Die Nabelschnur nebst dem eingebundenen und abgeschnittenen Fingerchen wird in dem pathologisch-anatomischen Kabinette des Hrn. Heaviside zu London in der George-Streat aufbewahrt, eine Notiz, die ich der gütigen Mittheilung des Hrn. Dr. Kilian verdanke.

§. 56.

Die Wegnahme der Placenta beschliefst endlich den ganzen Vorgang der Geburt; die Manualleistungen bei diesem Acte haben nur den Zweck, die von selbst losgetrennte und in die Scheide herabgetretene Nachgeburt am sichersten und leichtesten aus den Geburtstheilen zu leiten. Es mufs natürlich dem Wegnehmen jedesmal die Untersuchung vorangehen, sowohl die äufserliche als innere, um zu entscheiden, ob sich die

Placenta wirklich schon losgetrennt habe, und in der Scheide zu fühlen sei. Denn lieber sei man bei diesem Geschäfte zu langsam, als dafs man sich übereilt, und vor der Zeit am Nabelstrange zieht. Liegt die Placenta in der Scheide, so umwickelt man die ersten Glieder des Zeige- und Mittelfingers der einen Hand (in der Regel der linken), die man unter dem rechten Schenkel der Mutter (es ist hier von der Entbindung im Bette die Rede, wobei der Geburtshelfer zur Seite steht) nahe an die Genitalien gebracht hat, den Rükken nach diesen zugewandt, zweimal mit dem Funiculus, schlägt das Ende dann noch einmal um den Daumen zurück in die Hand, um ihn so recht fest zu haben, und zieht nun mit wohl zu berechnender Kraft nach abwärts, während man diesen Zug durch Druck verstärkt, den die andere Hand mit dem Daumen von oben herab auf den Nabelstrang ausübt, indem sie, den Lauf des Funicul. umbilical. mit dem Daumen verfolgend, fast bis an die Insertion sich hinein begiebt. (Andere Geburtshelfer üben diesen Druck mit dem Zeige- und Mittelfinger aus, was gewifs kein grofser Unterschied ist.) Wird die Placenta vor den Genitalien sichtbar, so umfafst man sie mit beiden Händen, die Daumen nach oben gewendet, und leitet sie so in allmähligen Drehungen heraus, sich wohl in Acht nehmend, dafs man nicht Stücke der Eihäute zurücklasse, daher man zuletzt, wenn die Placenta schon ganz entwickelt ist, mit einer Hand die etwa noch in der Scheide steckenden Häute herausbefördern kann, um zu verhüten, dafs sie nicht abreifsen.

Anm. Gerade dadurch, dafs Hebammen gleich nach Entwicklung des Kindes die Nachgeburt holen wollen (wie sie sich ausdrücken, um recht thätig zu erscheinen), wird in diesen Act so viel Störung und Widerwärtigkeit gebracht, welche hernach hinzugerufene Geburtshelfer erfahren müssen. Gewöhnlich reifsen die Hebammen die Nabelschnur ab, wenn sie so zeitig an die Wegnahme der Placenta gehen: nun dringen sie mit der Hand ein, um die Nachgeburt zu fassen: dadurch reizen sie diese Theile, kommen auch gewöhnlich mit der Wegnahme nicht zu Stande, und schikken dann erst um Hülfe, welchem allen sie durch ein verständiges Abwarten hätten entgehen können.

Zweites Kapitel.
Behandlung der natürlichen Fuſs- und Steiſsgeburt.

§. 57.
Auch bei diesen Lagen hat der Geburtshelfer in den Fällen, wo sie natürlich verlaufen, wenig zu thun. Sein Hauptaugenmerk muſs ebenfalls wieder auf die Unterstützung des Damms gehen, er muſs aber hier schon vorher für ein zweckmäfsiges Empfangen des Kindes sorgen, da jener Act hier erst nach schon gebornem Rumpfe eintreten muſs.

§. 58.
Liegen die Füſse vor, so lasse man dieselben bis zum Steiſse durch die äuſsern Geburtstheile treten: halte schon vorher ein erwärmtes Tuch bereit, am besten eine vierfach zusammengelegte gröfsere Windel, und wickle nun das durchtretende Kind allmählig damit ein, theils um es vor der eindringenden Luft zu schützen, theils aber auch, um es besser und sicherer halten zu können. Man unterstützt den durchgetretenen eingewickelten Rumpf des Kindes in der Art, daſs man ihn seitwärts mit der einen Hand etwas in die Höhe hebt; die andere Hand bringt man, wenn der Kopf mit den Armen zum Durchschneiden kommt, unter den Damm,

und unterstützt denselben nach den angegebenen
Regeln. Anm. Einzelne Abweichungen von der Norm, z. B.
Anziehen des Rumpfes, Umwendung auf den Bauch, Entwickeln der Arme, des Kopfs — werden gehörigen Orts
angegeben werden.

§. 59.

Steifsgeburten werden auf dieselbe Weise behandelt. Einwickelung des gebornen Rumpfes, nachdem
die Füfse vom gebornen Leibe herabgekommen sind,
Unterstützung des Damms zu gehöriger Zeit machen
ebenfalls hier die wesentlichste Hülfe aus.

Drittes Kapitel.

Behandlung der umschlungenen Nabelschnur.

§. 60.

Bei jeder Geburt mufs der Geburtshelfer daran
denken, ob nicht Umschlingung der Nabelschnur da
sein könnte, und zu dem Ende mufs er jedesmal genau untersuchen, bei Kopfgeburten, ehe noch der übrige
Rumpf geboren ist. Die Untersuchung geschieht mit
der Hand, welche der Damm nicht unterstützt, von
oben herab. Manchmal bei sehr dicker, bläulicher
Nabelschnur und bei schon mehr entwickeltem Kopfe,
ist diese Umschlingung dem Auge sichtbar; da aber
solches Mitwirken der Augen nur in Entbindungsanstalten gestattet werden kann, so gewöhne sich der Geburtshelfer bei Zeiten, auch hier nur seinem Gefühle
zu trauen. Entdeckt er Umschlingung, so ist es Aufgabe, dieselbe so schnell als möglich zu heben; er ziehe
demnach behutsam die Nabelschnur über den Kopf des
Kindes herüber, und wiederhole dieses Manoeuvre, je

nachdem die Nabelschnur mehrmals um den Hals des Kindes geschlungen ist, die bogenförmig herabgezogenen Parthien des Funiculi werden nach unten hingebracht, und nun das weitere Ausschliefsen des Kindes abgewartet.

Anm. 1. Sollte es nöthig sein, am Halse des Kindes die Unterbindung vorzunehmen, so dient dazu die Vorrichtung an El. v. Siebold's Nabelschnurscheere, um das Bändchen unter die fest anschliefsende Nabelschnur zu bringen. Zweimaliges Unterbinden ist hier unerläfslich, da man den mütterlichen und kindlichen Theil des Funiculi nicht bestimmen kann.

Anm. 2. Unter den im Jahre 1826 in der Königl. Entbindungsanstalt vorgefallenen 127 Geburten kam die Umschlingung der Nabelschnur 18 mal vor. Unter 123 Geburten, die bis jetzt (28sten Novbr.) im Jahre 1827 ebendaselbst statt gehabt, beobachteten wir dieselbe 20 mal.

§. 61.

Sollte die Umschlingung der Nabelschnur bei vorliegenden Füfsen oder Steifse vorkommen (das Kind reitet auf der Nabelschnur), so mufs diese gleichfalls bei Zeiten gehoben werden, indem man sie, wenn die Füfse bereits entwickelt sind, über den im Knie etwas zu biegenden Fufs schiebt, und dieselbe zur Seite des gebornen Rumpfes bringt.

Anm. In vielen Fällen geht indessen die Geburt so schnell vor sich, besonders bei Mehrgebärenden, dafs das Kind, ehe die Umschlingung entdeckt oder gehoben ist, geboren wird. Da mufs man so schnell wie möglich die Umschlingung am bereits gebornen Kinde heben, wobei man nur das Kind nicht zu weit von der Mutter zu entfernen hat, ehe jene Abnormität nicht gehoben ist.

Viertes Kapitel.
Vom künstlichen Wassersprengen.

§. 62.

In der Regel vollendet die Natur dieses Geschäft ohne alles Zuthun des Geburtshelfers, ja es ist die Pflicht desselben, Sorge zu tragen, dafs dieser Wassersprung in den meisten Fällen nicht zu früh erfolge, sondern dafs die Eihäute, welche den Muttermund auf eine so milde Weise zur Geburt vorbereiten (daher Dolores praeparantes in der zweiten Periode), so lange als möglich in ihrer Integritaet erhalten werden. Nur dann, wenn diese dem Zerreifsen auf eine hartnäckige Weise widerstehen, und so der Geburtsact unnöthiger Weise aufgehalten wird, ja wo selbst durch diesen langen Aufenthalt Gefahr erwächst, dann mufs die Kunst der Natur zu Hülfe kommen, und der Geburtshelfer mufs die Eihäute sprengen. Es wird indessen durch diesen künstlichen Wassersprung keineswegs die Normalität der Geburt gestört: wir heben durch diese kleine Operation nur ein Hindernifs, und lassen nach ihrer Vollendung gleich wieder die Natur in ihre volle Rechte treten, es sei denn, dafs wir die Blase sprengen, um gleich darauf mit der Hand weiter zu gehen, und die Wendung zu unternehmen. Deswegen kann auch dieses Kapitel in diesen Abschnitt mit aufgenommen werden, da den normalen Geburten durch das künstliche Wassersprengen durchaus kein Eintrag geschieht.

Anm. Das Aufstellen der Indicationen ist Gegenstand der praktischen Entbindungskunde als Wissenschaft, und bleibt bei diesem Kapitel hier nur Sache des mündlichen Besprechens. Vergl. El. von Siebold's Lehrbuch 2. Bd. p. 229. u. ff. — Stein's Lehre der Geburtshülfe. 2. Th. pag. 61. u. ff.

§. 63.

Auf zweierlei Art vollenden wir den künstlichen Wassersprung: einmal mit den Fingern, zweitens mit Instrumenten. Ersteres genügt fast in allen Fällen, ist der zweiten Art auch immer vorzuziehen, und wo Instrumente nöthig sind, bedarf es nur der einfachsten. Ist es nöthig, die Operation innerhalb der Scheide vor dem Muttermunde vorzunehmen, so bringt man den Zeigefinger (in einzelnen Fällen auch wohl den Mittelfinger mit) vor die gespannte Blase, wartet eine kräftige Wehe ab, und prefst nun so lange gegen die Eihäute, bis diese reifsen: man geht nun rasch mit den Fingern in die gemachte Oeffnung, und dilatirt gleichsam, die Häute über den Kopf zurückschiebend. Sind die Häute sehr dick, so kann man mit dem Nagel des Fingers behutsam an denselben kratzen, und man wird auf diese Weise ebenfalls seinen Zweck erreichen. — Ist die Blase aufserhalb den Geschlechtstheilen zu zerreifsen, so genügen ebenfalls die Finger, oder man durchschneidet die Häute mittelst einer Scheere.

Anm. Ueber den dreifachen Gebrauch der Finger siehe Stein am angef. Orte §. 122.

§. 64.

Es sind nun eine Menge Wassersprenger angegeben worden, die meistens viel zu complicirt, zum Theil aber auch mehr oder weniger schneidend sind, und man daher befürchten mufs, Theile des Kindes zu verletzen. Dahin gehören: der Hacken der Wiedemännin, eins der frühsten Instrumente zu diesem Zwecke, Fried's verborgene Nadel, Roederer's, Loeffler's Wassersprenger, Aitken's Fingerscalpell, Stein's Fingerring, Osiander's Wassersprenger, Kluge's neuste Erfindung u. s. w.

Anm. S. Schreger's Werkzeuge der ältern und

neuern Entbindungsk. 1. Th. Tab. I. — Osiander's neue Denkwürdigkeiten. 1. Bd. 1. Bogenz. Götting. 1797. pag. 205—218. — Mende's Beobachtungen und Bemerkungen aus der Geburtshülfe und gerichtl. Medic. 2. Bdchn. Gött. 1825. 8. pag. 142—149. mit Tab. VII., wo Kluge's Wassersprenger beschrieben und abgebildet ist.

§. 65.

Will man sich eines künstlichen Instruments bedienen, so genügt das Häkchen an v. Siebold's Nabelschnurscheere, die man auf dem Zeige- und Mittelfinger der linken Hand einführt, die Blase damit einritzt, und nun nach wieder weggenommener Scheere diese Oeffnung dilatirt. Man wird aber gewifs selten in die Verlegenheit kommen, zu einem Instrumente seine Zuflucht nehmen zu müssen.

Anm. 1. Es ist dieses Häckchen an von Siebold's Nabelschnurscheere, welche oben abgerundet und abgestumpft ist, um das Kind beim Abschneiden des Funiculi nicht etwa zu verletzen, so nach der Seite hin angebracht, und dabei keineswegs spitzig, dafs durchaus kein Nachtheil, als zufälliges Verletzen des Kindes u. s. w. daraus erwachsen kann, mithin ist durchaus in der Construction dieser Scheere nicht der auffallende Widerspruch, den Stein in derselben finden will. S. dessen Lehre der Geburtshülfe. 2. Th. §. 124. Andeut. 3.

Anm. 2. Wie beim Wassersprengen kurz vor der Wendung verfahren werden mufs, wird weiter unten, wo von ihr die Rede ist, gezeigt werden.

Dritter Hauptabschnitt.

Von
den geburtshülflichen Operationen.

§. 66.

Wenn der Geburtshelfer in den Fällen, welche wir im vorigen Abschnitte beschrieben haben, mehr passiv verfährt, die Natur nur leitet, und dem folgt, was sie vorzeichnet: so tritt er dagegen jetzt handelnd auf, sein Verfahren wird ein actives, er vollendet entweder kräftig das, was die Natur sich vorgesteckt hat, aber nicht zu Ende bringen kann, oder er schlägt einen andern Weg ein, ändert die Lage des Kindes, giebt ihm wohl in verzweifelten Fällen einen andern Austritt aus dem mütterlichen Leibe, als den gewöhnlichen.

Anm. Hienach könnte man eine Eintheilung dieser Operationen machen, wobei die Lehre von den Wendungen erst nach dem Kapitel der Zangenentbindungen abzuhandeln wäre: indessen reiht sich die Wendungslehre so herrlich an die künstliche Fufsgeburt an, dafs sie am besten auf diese folgt. Ueberdem entspricht letztere Eintheilung auch mehr derjenigen, die man allgemein nach den Hülfsmitteln annimmt, das heifst, manuelle und instrumentelle Hülfe. Zu letzterer gehört noch aufser der Zange der Kaiserschnitt und die Perforation. In sofern aber Hand und Zange als stumpfe Werkzeuge, die nicht verletzend und trennend wirken, angesehen werden können, rechtfertigt sich gewifs unsere oben §. 9. angegebene Trennung dieses Abschnitts in zwei Unterabtheilungen.

§. 67.

Dieser Abschnitt ist der Maafsstab, nach welchem man den Standpunkt der heutigen Geburtshülfe betrachten mufs. Der Vervollkommnung dieser Operationen verdankt sie ihre humanere, freundlichere Form, das Leben so vieler Mütter und Kinder ward so gesichert, und so manche unheilbare Krankheiten werden jetzt verhütet. Mit Recht spricht man daher allgemein von der unschädlichen Kopfzange: es wäre zu wünschen, das man dieses Beiwort vergäfse, was noch immer an jene alte schreckliche Zeit erinnert, wo nur Enthirnung, Zerstückelung u. s. w. an der Tagesordnung waren, weswegen auch so lange die Geburtshülfe in den Händen der Chirurgen damaliger Zeit verblieben. Selbst die Wendung kam erst in der zweiten Hälfte des 16ten Jahrhunderts in Gebrauch; mit ihr erscheint aber zugleich das Beginnen einer bessern Geburtshülfe, da zum erstenmal kein Blut mehr vergossen wurde, um eine schwere Geburt zu Ende zu bringen.

Anm. Wer einen Begriff jener fürchterlichen Geburtshülfe zu bekommen wünscht, der lese die Schriften eines Deisch, Mittelhäusser u. s. w. Vergl. Fr. B. Osiander's Lehrbuch der Entbindungskunst. Erster Th. Literär. und pragmat. Geschichte. Gött. 1799. 8. §. 242. und §. 285. So handelt z. B. das ganze Buch Mittelhäusser's „Praktische Abhandlung vom Accouchiren, in welcher die Instrumente, die dabei zu gebrauchen u. s. w. beschrieben werden. Leipz. 1754. 8." von weiter nichts, als der Perforation und Embryotomie, und die scharfen Hacken, die Scheeren, die gezähnten Zangen u. s. w., die er anwendete, nennt er schlechthin „die Instrumente."

Wer einen Begriff von dem Zustande der Entbindungskunst in der Mitte des vorigen Jahrhunderts bekommen will, der lese dieses Buch, von welchem der Verfasser zu Ende seiner Vorrede sagt: „er habe es lediglich geschrieben, das Wohlsein seines Nächsten und vornämlich die Ehre Gottes zu befördern, als dessen allgewaltige Hand und weiseste Vorsicht sich bei diesem menschlichen unvermeidlichen Geschäfte insbesondere wirksam erweise." In sofern der Verfasser das „Errare" gemeint hat, so hat er recht, sein Geschäft ein menschliches zu nennen: nur handelte er oft genug übermenschlich, oder besser unmenschlich.

§. 68.
Was die speciellen Indicationen zu denjenigen Operationen betrifft, welche in den folgenden §§. abgehandelt werden sollen, so ist deren genauere Auseinandersetzung nicht Zweck dieser Arbeit. Sie müssen als bekannt vorausgesetzt werden, es kann daher hier höchstens auf sie hingedeutet werden, dagegen bleibt ihre Auseinandersetzung Gegenstand der mündlichen Unterhaltung vor jeder anzustellenden Uebung. Vergl. L. Mende über das Indiciertsein künstlicher Hülfe bei verzögerten schweren und mit Gefahr drohenden Zufällen verbundenen Geburten in Mende's Beiträgen. 1. Bd. No. 4.

§. 69.
Hinsichtlich des bei den geburtshülflichen Operationen zu wählenden Lagers gilt im Durchschnitte das, was schon oben §. 50. berührt wurde. Man kann auch hier entweder von der Seite, oder von vorne, d. h. bei einer Queerlage, die Gebärende entbinden. Leichteren Fällen, geübteren Händen genügt die erstere Lage im gewöhnlichen Bette oder auf v. Siebold's Geburtskissen, wobei der Geburtshelfer an der rechten oder
lin-

linken Seite der darauf gelagerten Person stehend, handelt. Wenn dagegen schwere Wendungen oder sehr anstrengende Zangenentbindungen unternommen werden müssen, wenn der Geburtshelfer auch noch nicht recht geübt ist, da ist diese Lage vorzuziehen, wo der Geburtshelfer vor der Gebärenden sitzt oder steht, und so die Entbindung unternimmt. Auch hiezu eignet sich das Geburtskissen oder das ex tempore bereitete Queerbette nach la Motte, welches auf folgende Weise bereitet wird: man stellt in ein gewöhnliches Bett einen umgekehrten Stuhl nach hinten an die Wand, so dafs er gleichsam mit seiner Lehne die Lehne für die Gebärende abgiebt, hinter welche man Kissen legt; findet man Kissen genug, so wird durch diese der Stuhl entbehrlich. Auf ein ins Bette gelegtes Brett bringt man ebenfalls Kissen, die man mit einem Laken bedeckt, und nun wird die Person so darauf gesetzt, dafs ihre Geschlechtstheile etwas über den Rand des Bettes hervorragen; ihre Füfse setzt sie auf zwei niedere Stühlchen, zwischen denen der Geburtshelfer seinen Platz einnimmt, entweder ebenfalls auf einem Bänkchen sitzend, oder in dessen Ermangelung kniend oder stehend, je nachdem es die Höhe des Lagers oder andere Umstände erfordern. Dabei unterstützen zwei Personen die Kniee und Füfse der Gebärenden, und eine Person hält sie an den Schultern. Eine Ausnahme macht freilich der Kaiserschnitt, der eine eigene, den Umständen angemessene Lage erheischt.

Anm. Das besondere Anstellen der Gehülfen, oder in deren Ermangelung der Hebammen, Wickelfrauen, so wie auch der nöthige instrumentelle Apparat — bei der Beschreibung der einzelnen Operationen.

Erstes Kapitel.
Von der künstlichen Fufsgeburt.

§. 70.

Die künstliche Herausbeförderung der Füfse, wo nämlich diese vorliegender Theil sind, mufs unter solchen Umständen unternommen werden, welche den Geburtshelfer auffordern, die Entbindung zu beschleunigen, wenn auch die Gebärmutter noch genug Thätigkeit zeigt; eben so ist sie aber auch angezeigt, wenn gänzlicher Kraft-Mangel des Uterus eingetreten ist. Sie gehört zu den manuellen Operationen, da in der Regel bei ihr durchaus keine eigentlichen Instrumente nöthig sind, es müfste denn zuletzt die Entwickelung des Kopfes Schwierigkeit machen. Als eigenthümlicher Apparat ist hiebei nichts erforderlich, als ein Paar Tücher (S. oben §. 58.) zur Einwickelung des Kindes, die vorher erwärmt werden müssen. Sind die Wässer noch nicht abgeflossen, so müssen die Eihäute vorher künstlich gesprengt werden, ehe man noch die Füfse selbst anzieht.

Anm. Es versteht sich von selbst, dafs der Geburtshelfer bei jeder Operation die Zange in der Nähe halte, da er ja nicht voraus bestimmen kann, ob er ihrer nicht bedürftig sei. Desgleichen sind die Mittel zur Wiederbelebung des Kindes bei den Operationen noch um so nöthiger in Bereitschaft zu halten, da bei diesen das Kind doch mehr oder weniger leidet.

§. 71.

Der erste Fall sei hier derjenige, in welchem es möglich ist, beide Füfse zu gleicher Zeit zu ergreifen, wobei zugleich die Fersen nach vorne, dagegen die Spitzen der Zehen die entgegengesetzte Richtung haben, mithin der Rücken des Kindes nach vorne gekehrt ist. Der Geburtshelfer geht mit der rechten, komisch gefalteten Hand, deren Rücken mit der Salbe oder mit Oele bestrichen ist, ein, ergreift die vorliegenden Füfse in der Art, dafs er mit dem Mittelfinger zwischen die innern Knöchel greift, die andern Finger dagegen an die äufsern Knöchel vertheilt, wobei der Rücken der Hand stets nach hinten gekehrt sei. Er ziehe nun mit wohl berechneter Kraft die Füfse herab, bringe sie entweder beide bis vor die äufsern Genitalien, oder entwickele einen nach dem andern einzeln, indem er die Füfschen so anfafst, dafs er über die beiden Knöchel Zeige- und Mittelfinger, den Daumen aber gegen die Planta pedis legt. Dabei entwickelt die rechte Hand den nach links liegenden, die linke den in der entgegengesetzten Seite befindlichen Fufs, bis die Kniekehlen aufserhalb der Genitalien zum Vorschein kommen.

Anm. Nicht immer gelingt das Durchstecken des Mittelfingers zwischen beide Füfse, es wird oft sehr erschwert: dann genügt das blofse feste Anfassen mit der Hand in der Art, dafs die vier Finger der Hand nach hinten, der Daumen aber auf die untere Wadengegend zu liegen kommen. Die Spitzen der Zehen ruhen in beiden Fällen in der Vola manus. Die Hand immer in die bestmöglichste Verkleinerung zu bringen, ist stets Hauptaufgabe.

§. 72.

Es genügt in manchen Fällen, die Füfse herein- und herausgeleitet zu haben. Ist dies aber nicht der Fall, so beginnt die fernere Extraction des Rumpfes. Der Geburtshelfer fange an, mit dem auf seinem Schoofse oder von einem Anwesenden bereit gehaltenen, vierfach zusammengelegten und erwärmten Tuche, die vom Körper des Kindes bereits entwickelten Theile einzuwikkeln; er fasse nie einen nackten Theil des Kindes mit seinen Händen an, sondern immer nur die eingewickelten. Er beginne jetzt die untern Extremitäten mit flach und der Länge nach aufgelegten Händen rotirend anzuziehen, und zwar müssen diese Züge mehr abwärts, als geradeaus gemacht werden. Dabei habe er den Mechanismus der Fufsgeburt wohl vor Augen, beobachte genau, nach welcher Seite sich das Kind hindrehe, welche Drehung er dann zu unterstützen hat. Er gehe mit den Händen immer so nahe als möglich an die Genitalien der Mütter, gebe nach entwickelten Schenkeln acht, ob die Nabelschnur nicht umschlungen ist, welchen Uebelstand er zu beseitigen hat (S. §. 61.). Ist das nicht der Fall, so achte man darauf, nach durchgetretenen Hüften den Nabelstrang etwas anzuziehen, damit er bei der fernern Entwickelung nicht gezerrt oder gespannt werde. Eben so hüte man sich jetzt, den Bauch zu drücken, sondern halte sich mehr an die Seitengegend, oder bemühe sich, bald an die knöchernen Theile der Brust mit der Hand zu kommen, während die am Rücken des Kindes liegende Hand die andere hiebei mehr unterstützt. Auf diese Weise wird das Kind fort entwickelt, bis die Schulterblätter sichtbar werden.

Anm. Bei gänzlichem Mangel an Wehen reizen oft diese Rotationen den Uterus, und bringen jene wieder zum Vorschein, mithin wird hier nicht allein mechanisch, sondern auch reizend gewirkt, und das Geschäft des Geburtshelfers bei der Extraction ungemein erleichtert.

§. 73.

Unter glücklichen Verhältnissen, bei thätigem Uterus, bei kleinen Kindern schieben sich die Arme wohl von selbst herunter, und ist deren Lösung nicht nöthig. Mufs dagegen diese eintreten, dann hat der Geburtshelfer folgende Regeln zu beobachten: man entwickle denjenigen Arm zuerst, der am leichtesten gelöst werden kann: in den meisten Fällen ist es derjenige, welcher nach dem Kreutzbeine hinliegt, also der untere. Um diese Entwickelung zu vollbringen, halte man mit der einen Hand den Rumpf des Kindes etwas in die Höhe, und die andere geht ein (als Conductor dienen Schulterblatt und Humerus) bis ans Ellenbogen-Gelenke. Diese Hand sei die linke, wenn das Kind mit dem Rücken nach rechts der Mutter, die rechte, wenn es nach links gekehrt ist. Zeige- und Mittelfinger kommen dabei an das Olecranon, oder unter dasselbe etwas herab an die Ulna, der Daumen in das Ellenbogen-Gelenk. Man gebe nun mit den am Ellenbogen liegenden Fingern einen sanften Druck nach abwärts, den der Daumen unterstützt, als wolle man den Arm biegen, führe ihn so in einer Bogenlinie herab an die Brust des Kindes zur Scheide hinaus, und umwickele ihn daselbst ebenfalls mit dem schon an dem Rumpfe des Kindes angebrachtem Tuche; der nach oben liegende Arm wird auf dieselbe Weise mit der andern Hand entwickelt, wobei diejenige Hand, welche den ersten Arm gelöst hat, jetzt das Kind etwas mehr nach abwärts gerichtet hält. Das Herabstreifen des Armes erfolgt hier über das Gesicht des Kindes.

Anm. Es ist bei diesen Uebungen unerläfslich, eines kleinen Kinderleichnams sich zu bedienen, da bei der besten Construction der ledernen Puppen doch die Articulation nicht so nachgebildet werden kann, die hier durchaus erforderlich ist. Ein ledernes Kind dreht und wendet sich zuletzt mit den Gelenken hin, wie man es haben will, die Gefahr des Abbrechens findet dabei gar nicht statt, defswegen lernt der Schüler nur an einer wirklichen Kinderleiche behutsam operiren, da hier ungeschicktes Manipuliren sogleich Knochenbruch nach sich zieht.

§. 74.
Der Kopf des Kindes wird nun, wenn er bis in

das untere Becken geleitet ist, in der Art entwickelt, dafs man mit zwei oder drei Fingern der einen Hand an den Oberkiefer oder an die Jochbeine fafst, die Finger der andern Hand dagegen an das nach oben gerichtete Hinterhaupt vertheilt, so dafs der Mittelfinger hier gerade in die Mitte zu liegen kommt, und nun hebt man den Kopf so über den Damm hervor, dafs man erst das Kinn und die Stirne entwickelt, sodann erst das Hinterhaupt folgen läfst. Zu dem Ende hebt man gleichsam das Haupt, mit der oben liegenden Hand einen Druck gebend, über den Damm heraus. Gut ist es, bei diesem Handgriffe zu stehen, da man hier mit mehr Kraft wirken kann, und diese Entwickelung oft den bedeutendsten Kraftaufwand erfordert. Ein Gehülfe mufs aber den Damm hiebei unterstützen. Der Rumpf des Kindes ruht bei diesem ganzen Manoeuvre auf dem Arme derjenigen Hand, welche nach unten hingekehrt ist, und auf das Gesicht des Kindes zu fassen hat.

§. 75.

Sollte der Geburtshelfer nur eines Fufses habhaft werden können, so fasse er diesen mit Zeige- und Mittelfinger, den Daumen setze er auf die Planta pedis, und die beiden andern Finger werden eingeschlagen; auf diese Weise bringe er den so gefafsten Fufs herab. Ist Gefahr da, dafs er sich wieder zurückzöge, so lege er eine Schlinge um diesen Fufs, und schreite zur Entwickelung des andern Fufses, während die andre Hand die angelegte Schlinge fest hält. Man richtet sich nach dem grofsen Zehen; wo dieser hingekehrt ist, da liegt auch der noch zu entwickelnde Fufs, und mufs darnach auch die Hand bestimmt werden, welche einzugehen hat, in die rechte Mutterseite nämlich die linke, und in die linke die rechte Hand. Sobald der andere Fufs entwickelt ist, so entferne man wieder die Schlinge und verfahre bei der Extraction ganz nach den angegebenen Regeln.

Anm. Kann der Geburtshelfer den einen entwickelten Fuſs mit seiner Hand festhalten, so bedarf es der Schlinge nicht, was besonders dann der Fall ist, wenn der andere Fuſs sehr nahe liegt, sich nicht etwa gekreuzt, oder irgendwo im Becken gegengestemmt hat.

§. 76.

Tritt der Fall ein, daſs die Fersen nach hinten und die Zehen nach oben gewendet sind, mithin der Rücken des Kindes mehr nach hinten gekehrt ist, dann ist diese Lage für die fernere Entwickelung des Kindes die minder ersprieſsliche, und es muſs der Geburtshelfer diese Lage verbessern. Er beobachtet nach eingetretenem Hintern, nach welcher Seite das Kind sich zu drehen die Neigung hat, und wendet es mit den flach aufgelegten Händen nach dieser hin, so daſs der Bauch mehr nach unten gerichtet ist.

Anm. Levret nannte diesen Handgriff die viertel- oder halbe Seitenwendung.

§. 77.

Das Lösen der Arme hat manchmal sehr groſse Schwierigkeit, besonders dann, wenn diese über den Nacken gekreuzt sind. In diesem Falle mache man erst denjenigen Arm frei, welcher unter dem andern befindlich ist, wobei freilich die gröſste Vorsicht angewendet und durch gehöriges Wenden und Drehen des Kindes selbst die Operation erleichtert werden muſs. Levret giebt in diesem Falle den Rath, die zwischen beide Hände gefaſste Brust stark in die Seite zurückzuschieben, in welche der Arm gehört, und sodann in die entgegengesetzte Seite die Bewegung wieder zurückzumachen. So sollte der Arm in der einen Seite zurückbleiben. Auf jeden Fall nützt es sehr, die Schultern in diejenige Seite zu drehen, in welcher der Arm von dieser ungünstigen Lage befreit und entwickelt werden soll.

Anm. Stein will in dem Falle, dafs das Kind auf einer Seite liegt, beide Arme, einen nach dem andern, mit einer Hand entwickeln. S. dessen Lehre der Geburtshülfe §. 468. „In dem Falle, dafs das Kind auf einer Seite liegt, werden beide Arme, einer nach dem andern, mit einer Hand herabgeholt. Nämlich die der Brust zugekehrte Hand geht auf der Brust ein, wendet sich an die äufsere Seite eines jeden Arms und bewegt ihn über die Brust nach dem andern Arm hin und herab."

§. 78.

Mufs endlich der Kopf erst in das untere Becken herabgebracht werden, so kommt es darauf an, was er für eine Lage hat. Ist das Gesicht noch im obern Bekken, so mufs untersucht werden, nach welcher Seite sich dasselbe hinneigt. Man geht nun mit der Hand ein, deren innere Fläche dem Gesichte zugekehrt ist, übt einen starken Druck auf den Oberkiefer und die Jochbeine mit den Fingerspitzen aus, und sucht so das Kinn der Brust zu nähern, indem so das Hinterhaupt vom Nacken entfernt wird. Die andere Hand unterstützt diesen Handgriff durch Eingehen und Gegensetzen gegen das Hinterhaupt. Wenn es so gelungen ist, den Kopf mehr in das untere Becken zu leiten, so giebt man demselben eine solche Drehung, dafs das Hinterhaupt ganz nach vorne unter dem Schambogen und das Gesicht gänzlich in die Aushöhlung des Kreutzbeins zu stehen kommt, und verfährt hernach bei der Entwickelung auf die bereits angegebene Weise, ihn über den Damm empor- und heraushebend. — Ist aber der Fall eingetreten, dafs das Gesicht nach vorne

gewendet, das Hinterhaupt nach hinten gekehrt ist, und
der Kopf dabei nahe am Ausgange steht (Fälle, die
man durch die im §. 76. angegebene Verfahrungsweise
zu vermeiden hat), so bleibt nichts übrig, als Hinein-
schieben des Kopfs, und noch die Umdrehung desselben zu versuchen, wenn sie auch wenigstens nur in
dem schiefen Durchmesser geschehen kann.

Anm. Gelingt das Entwickeln des Kopfes nicht mit
den blofsen Händen, dann mufs freilich die Zange aushelfen, von welcher Art Zangenentbindung gehörigen Orts
die Rede sein wird.

Zweites Kapitel.
Von der künstlichen Steifsgeburt.

§. 79.

Die active Hülfe, welche bei Steifsgeburten geleistet werden mufs, kann eine dreifache sein, je nachdem es die Lagen des Steifses, der höhere oder niedere Stand desselben in der Beckenhöhle erfordern.
Steht der Steifs sehr hoch, kann ihn weder die Zange
noch die Hand so erreichen, dafs die Geburt als Steifsgeburt verläuft, so mufs diese Steifslage in eine Fufsgeburt verwandelt werden. (S. unten bei den Wendungen.) Steht er dagegen nicht so tief, dafs ihn die
Finger im nöthigen Falle extrahiren könnten, so wird
das Anlegen der Zange nöthig. (S. unten die Lehre
der Zangenentbindungen.) Nur wenn er ganz nahe am
Ausgange des Beckens befindlich ist, oder gar schon
etwas durch die äufsern Geschlechtstheile getreten ist,
hier aber schnelle Entwickelung desselben nöthig wird,
dann mache man von dem gleich näher zu beschreibenden Manoeuvre Anwendung.

Anm. 1. Mehrere Geburtshelfer haben zur Entwickelung des Steifses, wenn nämlich eine solche Geburt weder

von der Natur vollendet wird, noch sich zur Unternehmung der Wendung eignet, die Anwendung der Schlingen oder stumpfer Hacken empfohlen: dahin gehören die Erfindungen von Smellie, Steidele, Ostertag, Gergens u. s. w. Es können aber alle zu diesem Zwecke angegebenen Instrumente füglich entbehrt werden, da nicht allein das Kind Quetschungen, die mehr oder weniger gefährlich sind, erleidet, sondern selbst die Mutter verletzt werden kann.

Anm. 2. Unter 30 Steifsgeburten, welche unter jenen 1652 Lagen seit zehn Jahren in der Königl. Entbindungsanstalt der hiesigen Universität vorfielen, verliefen 23 ganz natürlich, 5 mufsten durch die Extraction künstlich beendet werden, und bei 2 war die Anlegung der Zange nothwendig.

§. 80.

Zu dem Ende bringe man den Zeigefinger hackenförmig gekrümmt in die Schenkelbiegung an denjenigen Hinterbacken, welcher zunächst liegt, während der Daumen derselben Hand auf diesen selbst zu liegen kommt. Man ziehe nun nach der entgegengesetzten Seite an, und wenn man nicht gleich vom Anfang an den andern Hinterbacken auf ähnliche Weise mit der andern Hand fassen kann, so thue man das sobald als möglich, indem die Hand auf dieselbe Weise hier angebracht wird. Hat man so den Steifs entwickelt (wobei man bei der Drehung stets an den Mechanismus der Steifsgeburt denke), bis die Kniekehlen zum Vorschein gekommen sind, so löse man allmählig behutsam einen Fufs nach dem andern, wobei man sich in Acht zu nehmen hat, den Damm nicht zu verletzen. Man schlage dann das Kind in ein erwärmtes Tuch, und verfahre nun, wie bei der Fufsgeburt.

Anm. Der im §. beschriebene Handgriff, also die sogenannte Extraction des Steifses, mufs auch oft da vorge-

nommen werden, wo man den vorliegenden Steifs mittelst
der Zange hereingeleitet hat, besonders wenn die Wehenkraft von Seiten der Mutter gänzlich erloschen ist. Vergl.
unten die Lehre von der Anlegung der Zange bei vorliegendem Steifse.

Drittes Kapitel.
Von den Wendungen.

§. 81.

Wendung wird diejenige geburtshülfliche Operation genannt, durch welche die Füfse des Kindes, die nicht vorliegender Theil sind, aufgesucht und herausgeleitet werden, so dafs also die ursprünglich bestehende Kindeslage dahin geändert wird, dafs das Kind zuerst mit den Füfsen, und zuletzt mit dem Kopfe geboren wird. Der Geburtshelfer verwandelt also die vor sich habende Lage in eine Fufsgeburt, und beendet hernach in diesem Sinne, sobald er die Füfse hereingeleitet hat, den ganzen Geburtsact durch Extraction des Rumpfes, Lösen der Arme und Entwickeln des Kopfes. In sofern das Kind bei dieser Operation, ehe der Geburtshelfer den Fall als künstliche Fufsgeburt beenden kann, im Mutterleibe erst umgedreht werden mufs, nennt man ein solches Verfahren Wenden, Versio, a vertendo foetu in utero.

Anm. Die eben beschriebene Wendung auf die Füfse, nicht zu verwechseln mit der gleich zu beschreibenden auf den Kopf, fand ihre Anwendung in der zweiten Hälfte des 16ten Jahrhunderts, „und war dann, in der schonendern Geburtshülfe, die erste nicht blutige Operation und der Anfang der eigentlich mildern Geburtshülfe." S. Stein's Lehre der Geburtshülfe. 2. Th. §. 244. Guillemeau wird als einer derjenigen genannt, welche schon damals den guten Rath gaben, bei Mutterblutflüssen und Zuckungen mittelst dieser Wendung Mutter und Kind zu retten.

Später hatte La Motte das Verdienst, die Wendung näher zu würdigen, und sie sehr oft mit dem glücklichsten Erfolge in Anwendung zu bringen, und das in einer Zeit, wo sie die einzige bekannte unschädliche, auf Erhaltung der Frucht und der Mutter berechnete Entbindungsmethode war. Vergl. W. J. Schmitt's Aufsatz: De la Motte in El. v. Siebold's Journal. I. Bd. 1. Hft. pag. 1. u. ff.

§. 82.

Man unterscheide nun wohl die sogenannte Wendung auf den Kopf von der eben angegebenen auf die Füfse. Ersteres Wenden ist zwar die älteste Art, wie es schon Hippocrates und Celsus vorschlugen. Vergl. Hippocrates „περί γυναικείων νούσων lib. I." S. dess. Opera omnia quae edid. A. Foesius. Francof. 1595. fol. Sect. V. pag. 183. „Qui vero conduplicantur foetus et in uterorum osculum incumbunt, eos sive vivos, sive mortuos, retro protrusos iterum vertere oportet, ut in caput prodeant secundum naturam." Und weiter unten: „Ut vero qui brachium, aut crus, aut utrunque vivi foetus foras emittunt, eos oportet simul ac de exitu significationem fecerint, prius commemorato modo intro retrudere, in caput [obvertere, et in viam adducere." Wie dieser ehrwürdige Meister über die Fufsgeburt gedacht, beurtheile man aus folgenden Worten ebendas. pag. 167.: „Grave vero etiam est, si in pedes prodeat, et plerunque aut matres aut puelli, aut ambo etiam perierunt." Freilich mufste er dann von der Wendung auf die Füfse nichts wissen wollen, wenn er von diesem Vordersatze ausging. — Celsus empfiehlt dagegen neben dem Wenden auf dem Kopfe auch schon die Versio in pedes, wobei freilich von abgestorbenen Früchten die Rede ist. S. lib. VII. cap. 29. Qua ratione partus emortuus ex utero excutiatur: „Medici vero propositum est, ut inlantem manu dirigat vel in caput, vel etiam in pedes, si forte aliter compositus est. Ac, si nihil aliud est, manus vel pes apprehensus, corpus rectius reddit. Nam manus in caput, pes in pedes eum convertet." — In neuern Zeiten hat man ebenfalls diese alte Wendungsweise wieder geübt, jedoch ist sie nicht überall ausführbar, gewifs aber da, wo sie angezeigt ist, vom gröfsten Werthe. Man vereinigt zu ihrer Ausführung innere und äufsere Handgriffe, manchmal genügen zweckmäfsige Lage und blos äufserlich anzubringende Manipulationen, wo üble Stellungen des Kindes zu verbessern, um den in der Nähe des Muttermundes liegenden Kopf hereinzubringen, und ist es besonders Wigand, dem das Verdienst gebührt, auf die Lage und auf die äufserlich anzuwendenden Handgriffe zu diesem Zwecke hauptsächlich aufmerksam gemacht zu haben. S. Wigand von einigen äufsern Handgriffen u. s. w. im Hamb. Magaz. für Geburtsh. 1. Bd. 1. St. pag. 52. und dessen „drei den med. Facultäten zu Paris und Berlin zur Prüfung übergebene geburtshülfliche Abhandlungen." Hamb. 1812. 4. pag. 37—44. — Es bleibt diese Wendungsweise immer ein schätzungswerther Beitrag zur neuern Entbindungskunst, besonders was die Anwendung der Lage betrifft: nur arte sie nicht in obstetricische Spielerei aus, und verdränge nicht weit zweckmäfsigere Kunsthülfe.

Vergl. hiezu als Neustes: Ritgen „Ueber die Wendung auf den Kopf," in der gemeinsamen deutschen Zeitschrift für Geburtskunde. II. Bd. 2. Heft. Weim. 1827. pag. 213—236.

Anm. 1. Spuren von diesem äufserlichen Streichen und Hinaufziehen des schwangern Leibes kommen schon bei ältern Schriftstellern über Geburtshülfe vor. So lehrte J. Rueff in seinem Trostbuche vom Jahre 1554. pag. 49. die fehlerhafte Kindeslage dadurch zu verbessern, dafs man einen äufserlichen Druck anbringen und so den Leib hinaufziehen soll. In: La Commare del Scipione Mercurio, in das Deutsche übers. von G. Welsch. Leipz. 1653. 4. heifst es pag. 321.: „Und wenn die Kindermutter den Ort des Kopfes gewifs weifs, so soll sie darauf anfangen, den Leib der Gebärenden gegen den Nabel zu fein gelinde zu streichen, und solchergestalt die Leibesfrucht aufwärts zu drücken: zuförderst aber den Leib, sowohl auch die heimlichen Oerter der Natur wohl und oft zu schmieren, so lange, bis sich das Kind von dem Orte, da es unnatürlicher Weise hingerathen, wieder weg, und mitten in den Leib begebe, welches dann leichtlich seinen Fortgang zu gewinnen pfleget." — Aeufserst merkwürdig und gerade hier anzuführen ist der Aufsatz von Dr. Phil. Fr. von Siebold, korresp. Mitgl. der batav. Gesellsch. für Künste und Wissensch. „Beantwortung einiger Fragen über die Japanische Geburtshülfe durch meinen Schüler Mimazunza, Arzt zu Nangasacki," aus dem Holländ. übersetzt in El. v. Siebold's Journal. VI. Bd. 3. St. p. 687. u. ff. Es wird nämlich in diesem Aufsatze erzählt, dafs die Japanesen, um die Lage des Kindes zu verbessern, nicht allein die Finger oder die Hand in die Scheide bringen, sondern auch auswendige Mittel anwenden, Seitai in der Landessprache genannt, was Verbesserung der Lage des Kindes bedeutet. Es ist dies eine Art von Reiben, vorsichtigem leisen Drücken oder besser Betasten des Unterleibes, wie wenn man knetet. Der Verf. beschreibt dieses Manoeuvre als ein Streichen mit beiden Händen von den Hüften nach dem Nabel hin. Er sagt in einer Note pag. 693.: „Ich möchte diese Art von Wendung mit der vom Hrn. Wigand vorgeschriebenen Methode vergleichen, und ihr meinen ganzen Beifall ertheilen: und das um so mehr, jemehr ich die Fertigkeit, mit der die Japanesen ihr Sei-tai u. s. w. verrichten, bewundern mufste, und mich überzeugt habe, dafs durch solch' ein Streichen der Muskeln und sehnigen Theile des Unterleibes, ja selbst auch der manchmal krampfhaft zusammengezogenen Gebärmutter, sowohl die Lage des Kindes verbessert, als auch zum Erregen frischer Kräfte und zur Beförderung der Geburt viel beigetragen werden kann."

Anm. 2. Eine dritte sich in den neusten Zeiten geltend gemachte Wendung ist die auf den Steifs, in zwei verzweiflungsvollen Armlagen mit Erfolg angewendet, wo es unmöglich war, den nöthigen Raum zur Aufsuchung und Herableitung der Füfse zu gewinnen, und wobei der Steifs statt der Füfse durch die Hebelkraft eines auf das Perinaeum gelegten hackenförmig gekrümmten Fingers bogenförmig herab auf das Becken bewegt wurde. S. Aufsatz von Dr. Betschler in Rust's Magaz. XVII. Bd. 2. Hft. pag. 142. Vergl. dabei Heidelberg. Klin. Annal. II. Bd. 1. Hft. Heidelb. 1826. pag. 142. No. III. „Zu Dr. Betschler's Aufsatz über die künstliche Wendung auf den Steifs, und den Zusatz von Naegele ebend. p. 147., wo N. nachweist, dafs schon Hunter diese Wendung empfohlen habe. Vergl. S. Merriman Synops. of the various kind of difficult parturition. Third edit. pag. 80. in der Uebers. von Dr. Kilian pag. 84. Not. 51.

§. 83.

Die gebräuchlichste Art der Wendung und zugleich diejenige, welche sich auch am öftesten nothwendig macht, bleibt dennoch die auf die Füfse, und wenn daher schlechtweg von Wendung die Rede ist, so versteht man jedesmal die eben benannte, und im §. 81. beschriebene darunter. — Es sind die Indicationen zur Wendung sehr mannichfaltig, und ihre Auseinandersetzung gehört eigentlich nicht hieher, sie bleibt hier nur Gegenstand der mündlichen Unterhaltung. Jedoch müssen wir einige derselben hier kurz berühren, um daraus zu ersehen, welche Uebungen aus denselben sich für uns ergeben. Die Wendung ist nöthig:

1) Bei den meisten Queerlagen des Kindes, wobei nämlich der Rumpf des Kindes vorliegt. (S. oben §. 38. u. d. folg.) Es kann hier nur durch die Wen-

dung das Kind zur Welt befördert werden, des ungünstigen Verhältnisses wegen seiner Durchmesser zu denen des Beckens und der Gebärmutter.

2) Bei Lagen des Steifses, wenn dieser entweder normwidrig eingetreten, oder aus andern Gründen die Geburt beschleunigt werden mufs, und weder Extraction noch Zange möglich ist.

3) Gleiche Gründe erfordern bei vorliegendem Kopfe die Wendung, insonderheit wenn die Nabelschnur vorgefallen ist, Extremitäten mit vorliegen, und auf keine andere Weise diesen Uebelständen abgeholfen werden kann.

4) Bei der Placenta praevia, besonders bei dem vollkommenen Sitz derselben auf dem Muttermunde.

Anm. 1. Bei einzelnen Queerlagen, namentlich bei denen, wo der Kopf in der Nähe liegt, kann die Anwendung einer zweckmäfsigen Lage versucht werden, ehe man zur Wendung selbst schreitet, versteht sich nur dann, wenn aus dieser Zögerung kein Nachtheil für Mutter und Kind erwächst, also noch vor abgeflossenen Fruchtwässern, und wenn sonst keine drohende Gefahren eingetreten sind. Man halte sich indessen auch bei diesen Lagen immer fertig, jeden Augenblick die Wendung zu unternehmen, und halte zu dem Ende alles dazu Erforderliche in Bereitschaft.

Anm. 2. Ueber die Indicationen zur Wendung, besonders über die von dynamischer Seite der Mutter hergenommenen S. El. v. Siebold's Lehrbuch. 2. Th. §. 422. und Stein's Lehre der Geburtshülfe. 2. Th. pag. 194. cap. III.

§. 84.

Was die Zeit der Wendung betrifft, so hängt die Wahl derselben freilich nicht immer von dem Geburtshelfer ab: ist Letzteres aber der Fall, dann erwarte er erst die gehörigen Präparationen am Muttermunde selbst,

er

er muſs meistens so weit geöffnet sein, daſs der Geburtshelfer mit seiner konisch gefalteten Hand durchdringen kann. Eben so erhalte man die Wässer bis zu dem Momente der Operation, wenn dieses nämlich in der Macht des Geburtshelfers steht: die Wendung wird ungemein erleichtert, wenn kurz vor derselben die Eihäute erst zerrissen werden, so daſs das künstliche Wassersprengen den ersten Act der Wendung selbst ausmacht.

Anm. 1. Oft ist es nöthig, den Muttermund erst auszudehnen, um ihn für die Hand zugänglich zu machen, was namentlich bei der Placenta praevia der Fall ist. Es muſs daher das Accouchement forçé unternommen werden, was weiter unten beschrieben wird.

Anm. 2. Der Apparat bei Wendungsoperationen ist sehr einfach; Schlingen und Tücher zum Einwickeln des Kindes sind die einzigen unmittelbar zu dieser Operation nöthigen Erfordernisse: übrigens bleibt der Apparat, wie bei jeder schweren Entbindung, besonders dürfen Restauration für die Mutter, Wiederbelebungsmittel für das Kind, und vor allem die Zange nicht fehlen. — Die Lage der Gebärenden sei die schon beschriebene Queerlage.

Anm. 3. Eigene Führungsstäbchen zum Anlegen der Schlingen können leicht entbehrt werden. Wer sich indessen mit denselben bekannt machen will, findet dieselben bei Schreger am angef. Orte abgebildet, wozu freilich so manche neuere Erfindungen hinzugekommen sind.

A. Allgemeine Regeln für die Wendung.

§. 85.

Es giebt gewisse Grundsätze, welche bei allen speciellen Fällen der Wendung befolgt werden müssen: vieles wird bei der Betrachtung letzterer erspart, wenn die für alle Fälle geltenden allgemeinen Regeln vorausgeschickt werden: dahin gehört das Einführen und

Verhalten der Hand in dem Uterus, das Behandeln des vorliegenden Kindestheils, das Aufsuchen und Herabführen der Füfse. Die Wahl der Hand, welche eingeführt werden mufs, richtet sich lediglich nach der Seite, in welcher die Füfse befindlich sind, daher die genauste Untersuchung vorhergehen mufs, die sich also auch damit beschäftigt, zu erforschen, nach welcher Seite die Füfse hingerichtet sind. Liegen diese rechts, so führe man die linke, und im entgegengesetzten Falle die rechte Hand ein. Nur auf diese Weise entspricht die innere Handfläche den aufzusuchenden Füfsen, und erleichtert das Wendungsgeschäft ungemein. Nur dann, wenn es durchaus nicht zu ermitteln, wo die Füfse befindlich sind, oder wenn diese gerade hinter den Bauchdecken, oder gerade an der hintern Wand des Uterus liegen, wähle man die linke Hand, als die kleinere, und weil im erstern Falle, wenn nämlich nichts über die Lage der Füfse zu ermitteln ist, dieselben doch am öftesten rechts liegen. Man führe die Hand immer mit einer Salbe u. s. w. an der äufsern Fläche überstrichen ein, gerade nach denselben Regeln, wie bei der künstlichen Fufsgeburt, nur dafs man sich hier gefafst machen mufs, höher in den Uterus hinaufzudringen.

Anm. Hier ist es, wo die äufsere Untersuchung einen so grofsen Werth erlangt, und uns oft mehr Aufschlufs über die Lage der Füfse giebt, als die innere.

§. 86.

Ist die konisch gefaltete Hand durch die Scheide bis an den Muttermund eingebracht worden, wobei zugleich der Rücken der Hand nach der Aushöhlung des Kreutzbeins gewendet sei, so kommt es vor allem darauf an, ob dieser ganz ausgedehnt ist, oder nicht; in letzterm Falle mufs er also erst der Hand zugänglich gemacht werden, zu welchem Ende die Erweiterung erst mit ein Paar Fingern allmählig geschieht, wie das beim Accouchement forcé noch genauer nachgewiesen wird. Sind die Wässer noch nicht abgeflossen (der glücklichere Fall), so müssen die Eihäute zerrissen werden, was nach Delcurye's Rath an der Stelle am besten bewirkt wird, wo man am nächsten an den Füfsen ist. Der Geburtshelfer gehe mit seiner Hand allmählig höher in den Uterus, so dafs sein Arm gleichsam den Muttermund verschliefst, und so verhütet, dafs nicht alles Wasser abfliefse. Es versteht sich von selbst, dafs man nun noch einmal genau sich von der Lage des Kindes überzeuge, zugleich auch auf die Beschaffenheit des Beckens Rücksicht nehme. Die Hand mufs sich nie mit dem Rumpfe des Kindes kreutzen, sondern werde gleich mit ihrer innern Fläche flach nach der Längenaxe des Kindes aufgelegt, wobei es besonders auf eine starke Biegung des Handgelenkes ankommt: und so den vorliegenden Theil in die den Füfsen des Kindes entgegengesetzte Seite schiebend, gelange die Hand, behutsam und allmählig wurmförmig fortkriechend, an die Schenkel, Knie und Füfse des Kindes. Sie meide dabei alles starke Drücken der Nabelschnur, und besonders des Bauchs des Kindes, wenn dieser vorliegt, auch verwechsele sie nicht die Arme mit den Füfsen. Kann der Geburtshelfer beide Füfse erreichen, so säume er ja nicht, sie beide hereinzuziehen, wobei er wieder den Mittelfinger von hinten her durchsteckt, und die andern Finger nach aufsen an die Knöchel vertheilt: der Rücken der Hand sei dabei nach hinten gekehrt, da hier nach der Symphysis sacro-iliaca doch der meiste Raum ist. So leite man dieselben heraus und verfahre dann nach den Regeln der künstlichen Fufsgeburt. Kann man aber nicht unmittelbar zu den Füfsen gelangen, so erleichtert man sich das Wendungsgeschäft sehr, wenn man an die Kniegelenke gelangend diese gehörig liegt; die Füfse werden sich auf diese Weise nähern, und man wird sie hernach bequem fassen können. Freilich kommt es auf die Lage des Kindes an, wie diese Biegung zu geben ist, ob mit dem nach vorne zu legenden Daumen nach hinten, oder mit den hinten liegenden Fingern nach vorne, je nachdem der hintere oder vordere Theil des Rumpfes vorliegt.

Anm. Das starke Drücken des Bauchs nicht allein im Mutterleibe, sondern auch dann, wenn das Kind bereits so weit entwickelt ist, kostet gewifs manchem Kinde das Leben, indem dabei gerade die gefährlichste Gegend, nämlich die der Leber, sehr gefährdet wird. Vergl. Fr. B. Osiander's Handb. der Entb. II. Bd. 2. Abth. pag. 176.

§. 87.

Kann der Geburtshelfer beide Füfse nicht zu gleicher Zeit fassen, so ziehe er erst einen herab, wobei man zugleich dem Kinde eine solche Wendung zu geben sucht, dafs der Rücken desselben nach vorne, der Bauch nach hinten zugekehrt werde. Man kann nun auf eine doppelte Weise die Geburt beenden, es kann nämlich 1) der andere Fufs aufgesucht und ebenfalls entwickelt werden, oder 2) man entschliefst sich zur sogenannten unvollkommenen Fufsgeburt, die manche Vorzüge vor der erstern Verfahrungsart hat, in einzelnen Fällen indessen bei unglücklicher Lage des einen Fufses freilich nicht ausführbar ist. — Will man nach der Entwickelung des einen Fufses den andern aufsuchen und gleichfalls hereinleiten, so mufs der bereits gelöste an eine Schlinge gelegt werden. Der grofse Zehen dient als Wegweiser, nach welcher Seite der andere Fufs liegt, bestimmt auch zugleich die einzugehende Hand, die längs dem entwickelten Fufse, seinen Schenkeln, und zwar immer an der innern Fläche, bis an die Genitalien in die Höhe geht, und nun von da aus den Fufs nach denselben Regeln, wie den ersten, herabholt. Ist dies geschehen, so entfernt man die Schlinge, die so lange von der andern Hand gehalten wurde, und verfährt nach den Regeln der künstlichen Fufsgeburt.

Anm. Es gelten hier überhaupt alle Regeln der Fufsgeburt, sobald die Füfse herabgeleitet sind, mithin die Verwandlung in letztere geschehen ist; besonders gehört auch dahin das Umwenden auf den Bauch, wenn das Kind nicht sehr ursprünglich so liegt, dafs der Rücken desselben nach vorne ist, oder wenn es nicht durch die Wendung diese Lage bekommen hat.

§. 88.

In den bei weitem meisten Fällen, wo man nur eines Fufses habhaft werden kann, halte man sich ja nicht mit dem Aufsuchen und Entwickeln des noch im Uterus befindlichen andern Fufses auf: man ziehe rotirend am bereits entwickelten Fufs, den man mittelst umgeschlagener Windeln u. s. w. festhält, mit wohl berechneter Kraft, indem man die beiden Daumen nach oben, die Finger aber nach unten so anlegt, dafs die Finger der einen Hand die der andern decken, man gebe dabei wohl auf die Drehung des Kindes acht (attento advertere, quo vergat natura. Hippocr.), und störe diese ja nicht. Auf diese Weise wird das Kind vorwärts rücken, wobei man stets die immer mehr herabgezogene Extremität einwickelt und mit der Hand immer nachgreift, bis der Hintere zum Einschneiden kömmt, und nun wird der am Bauche des Kindes hinaufgeschlagene Fufs mit der gröfsten Leichtigkeit entwickelt, indem man den Finger hakenförmig in die Weiche bringt, und ihn so anziehend löst. Bei dieser unvollkommenen Fufsgeburt, die man auch als ursprünglich als solche ganz natürlich verlaufen sieht, erspart man der Mutter die Wiederholung des Schmerzes, den die von neuem eingegangene Hand ihr doch mehr oder weniger machen muſs, man erleichtert sich selber das Geschäft ungemein, kürzt die Zeit der Wendung bedeutend ab, was besonders in den Fällen, in welchen Eile nöthig ist, als bei Blutflüssen, Plac. praevia u. s. w. sehr erwünscht ist; und alle diejenigen Nachtheile, welche man der unvollkommenen Fuſsgeburt aufbürden wollte, als zukünftiges Gelenkleiden der so gebornen Kinder u. s. w. haben sich nicht bestätigt.

Anm. Schwierigkeiten, die sich bei diesem Verfahren aufdringen, muſs man nach Verhältniſs zu beseitigen suchen, wohin besonders das Aufstemmen des Steiſses auf einem oder dem andern Hüftbeine zu zählen ist, was man dadurch zu heben suchen muſs, daſs man mit der Hand eingeht, und den schiefstehenden Rumpf des Kindes in die grade Richtung bringt. Wenn man aber bei der Herableitung des ersten Fuſses nur gleich die gehörigen Regeln der Wendung beobachtet, so wird man nicht leicht gegen diesen eben genannten Uebelstand zu kämpfen haben.

Vergl. den gehaltvollen Aufsatz: „Darf bei der Wendung auf die Füſse die Ausziehung der Frucht, in gewissen Fällen nur bei einem Fuſse unternommen werden, oder ist vorher immer ohne Ausnahme der zweite Fuſs auch zu lösen? beantwortet und mit Belegen erläutert von Dr. G. C. Sander in Nordhausen" in El. v. Siebold's Lucina IV. Bd. 3. St. pag. 345.

B. Specielle Fälle der Wendung.

§. 89.

Es wäre für unsern Zweck gleichgültig, welchen Fall wir hier zuerst aufstellen wollten, indessen soll doch der Anfang gemacht werden mit den eigentlichen Queerlagen, als denjenigen Stellungen, bei denen die

Wendung durchaus nöthig ist. Wir haben diese Lagen bereits kennen gelernt und gesehen, dafs Seitenflächen, die hintere oder die vordere Gegend des Rumpfes vorliegen können. Als die leichtesten Fälle für die Wendung lassen wir diejenigen hier zuerst folgen, wobei der hintere Theil des Rumpfes vorliegt, also Rückenlagen. Die der Lage der Füfse entsprechende Hand schiebt mit dem Daumen den Rumpf in die Seite, wohin der Kopf des Kindes gelagert ist, geht nun an den Schenkeln u. s. w. in die Höhe, und ergreift die Füfse, die entweder unmittelbar gefafst werden können, oder durch die Biegung im Kniegelenke sich der Hand nähern. Den Druck im Kniegelenke übt hiebei der Daumen aus, während die andern Finger hinten an den Patellen liegen, nach gegebenem Drucke aber an den vordern Flächen der Unterschenkel herabgleiten, und so werden mit zwischen beide Füfse gestecktem Mittelfinger und mit den an die äufsern Knöchel vertheilten übrigen Fingern die Füfse herausgeleitet. Ist nur ein Fufs zu bekommen, so genügen Daumen, Zeige- und Mittelfinger, ihn zu entwickeln. Nach Umständen wird der andere Fufs hernach gelöst, oder die unvollkommene Fufsgeburt gemacht. Man versäume nicht, hiebei sich das ganze Wendungsgeschäft dadurch zu erleichtern, dafs man gleich vom Anfange an dem Kinde eine solche Drehung giebt, dafs es mehr eine Seitenlage bekömmt. Leichter oder schwerer wird freilich die Wendung sein, je nachdem der untere oder obere Theil des Rückens vorliegt.

Vergleiche J. Fr. Osiander's Anzeigen u. s. w. §. 166.

§. 90.

Liegt der vordere Theil des Rumpfes vor, also Brust und Bauch, so ist die Prognose in Beziehung auf das Kind minder günstig, da besonders bei Bauchlagen in den Fällen, wenn die Eihäute bereits gerissen sind, die Nabelschnur vorfällt. Man meide bei dieser Lage vor allem das Drücken und Pressen am Bauche des Kindes, sondern halte sich mehr an den Seitentheil, weil gar zu leicht, wenn der Geburtshelfer jenen Fehler begeht, das Kind ums Leben gebracht werden kann. Auch hat man an den Seitentheilen stärkere Anhaltungspunkte, die Hand gleitet nicht ab, und man wird das Kind weit besser und leichter in die gehörige Seite schieben können. Hier mufs, wenn man bis an die Knie gekommen ist, die Biegung von hinten-nach vorne geschehen, um sich die Füfse näher zu bringen, wobei die Knie dem Bauche genähert werden. Liegen die Füfse aber am Leibe des Kindes, so gewährt ihr Aufsuchen und Herabziehen weiter keine Schwierigkeit. Man wird bei dieser Lage meistens die Füfse so entwickelt finden, dafs die Zehen nach oben gerichtet sind, mithin das Kind in ungünstigem Verhältnisse zu seiner fernern Entwickelung sich befindet; die Natur dreht indessen das Kind oft genug dann auf die Seite, welche Drehung man bei der fernern Entwickelung zu unterstützen hat: ist das aber nicht der Fall, so tritt die oben angegebene Umdrehung auf den Bauch ein. Bei der Brustlage sind ganz dieselben Regeln zu beobachten, nur sind die Füfse noch etwas weiter vom Muttermunde entfernt, mithin ist die Wendung noch schwieriger.

§. 91.

Hat der Geburtshelfer endlich eine Seitenlage des Rumpfes vor sich, so kömmt es darauf an, welcher Theil der vorliegende ist, ob die Hüfte, der Seitentheil der Brust, oder die Schultern. Nach diesen Lagen wird auch die Wendung leichter oder schwerer sein.

Einen Unterschied wird auch noch abgeben, ob das Kind mit der rechten oder linken Seitenfläche vorliegt, d. h. ob Brust und Bauch nach vorne oder nach hinten gerichtet sind. Bei Hüftlagen und bei vorliegendem Seitentheil der Brust schiebe man die vorliegenden Theile etwas zur Seite, und hole bei nach vorne gekehrtem Rücken denjenigen Fuſs, der am entferntesten liegt, was gewöhnlich der obere ist. Es gelten dabei ganz wieder die angegeben Regeln, das Biegen im Knie u. s. w., wenn man nicht zum Fuſs unmittelbar selbst gelangen kann. Liegt dagegen Brust und Bauch nach vorne, so kann das Kind beim Eingehen der Hand etwas auf den Bauch gedreht werden, der obere Fuſs wird ebenfalls ergriffen, und so die Lage des Kindes auf den Bauch vorbereitet. — Wenn nun schon der vorliegende Seitentheil der Brust mehr Schwierigkeit macht, als die Hüftlage wegen der gröſsern Entfernung der Füſse, so tritt die Schulterlage als die schwierigste hinsichtlich des Wendungsgeschäftes auf. Noch mehr wird dieses erschwert, wenn eine obere Extremität mit vorgefallen ist, welcher Fall dann wieder eine eigene Hülfe erfordert. Liegt blos die Schulter vor, so kömmt es darauf an, ob diese schon sehr fest eingekeilt ist, oder ob sie noch nicht so tief herabgetreten ist. In ersterem Falle mache man erst die Schulter mobil, hebe die Einkeilung, schiebe die Schulter in die entgegengesetzte Seite, und suche nach den angegebenen Regeln die Füſse zu entwickeln. Liegt Brust und Bauch nach vorne, so verfahre man beim Fortschieben des Rumpfes und beim Anziehen des Fuſses so, daſs das Kind die Neigung bekommt, mit dem Rücken sich mehr nach vorne zu drehen.

Anm. Sollte beim Anziehen des Fuſses der Fall eineintreten, daſs der Rumpf des Kindes noch zu tief läge, das Kind nicht der Längenaxe des Uterus entspräche, so werden nach angelegter Schlinge diese mit der einen Hand gehalten, mit der andern eingegangen, und während diese den vorliegenden Theil mehr in die Höhe bringt, die Schlinge angezogen, welche Handgriffe bei dieser Gelegenheit von aufserordentlich guter Wirkung sind.

§. 92.

Liegt neben der eingekeilten Schulter auch der Arm des Kindes mit vor, ein Fall, der nach den Erfahrungen fast aller Geburtshelfer am häufigsten vorkommt, oft durch ungeschickte Hebammen veranlafst, die den Arm erst hereinziehen: so ist das erste, den dynamischen Zustand der Gebärenden zu untersuchen, um hier, ehe man zur Operation schreitet, im nöthigen Falle erst die passenden Mittel anzuwenden. Die zu leistende Hülfe bei dieser Lage beschränkt sich einmal auf Anschlingen des vorliegenden Armes, wobei die Schlinge über dem Handgelenke angelegt wird: der Arm wird nämlich später nach und nach angezogen, wenn sich die Schenkel und der Steifs entwickeln, wodurch das Lösen des andern Arms ungemein erleichtert wird. Nun geht die entsprechende Hand neben dem angeschlungenen Arme ein, und behandelt den Fall, wie die angegebene Schultergeburt, mache sich aber dabei auf bedeutende Schwierigkeiten gefafst, die schon daraus entstehen, dafs die Wässer schon lange abgegangen sind, der Uterus sich fest um das Kind zusammen gedrängt hat, und die Theile von der lange schon bestehenden Einkeilung bedeutend angeschwollen sind. Darum wird auch hier das Wechseln der Hände empfohlen, um die so leicht hier ermüdende Hand durch die andere abzulösen. In diesem Falle begnüge man sich auch mit einem Fufse, suche nicht erst den andern zu lösen, sondern mache sogleich die unvollkommene Fufsgeburt.

Anm. 1. Vergl. über diesen Fall und über die zu leistende dynamische Hülfe El. von Siebold's Lehrbuch. 2. Th. §. 449. 450. u. 451. — Ueber die Veranlassung dieser so häufig vorkommenden Lage siehe J. Fr. Osiander's Anzeigen u. s. w. §. 161. pag. 287.

Anm. 2. Sollte sich der Fall ereignen, dafs alle vier Extremitäten vorgefallen sind, so unterscheide man vor allen genau Füfse und Hände von einander, schlinge jene an, und ziehe an ihnen, während die andere Hand eingeht und den Rumpf nach oben bringt, nach der im §. 91. angegebenen Regel.

§. 93.

Ist es nöthig, bei vorliegendem Steifse die Füfse zuerst zu entwickeln, so bringe man bei der Lage, wobei die Füfse entweder nach links oder rechts liegen, den Steifs mit der gehörigen Hand in die Höhe, wenn er schon etwas tief steht, schiebe ihn in die entgegengesetzte Seite und entwickele nun die Füfse, die schon durch das Hinüberbringen des Steifses der Hand mehr oder weniger entgegenkommen. Es genügt in den meisten Fällen, nur bis an die Knie zu gehen, und hier die gewöhnliche Biegung zu unternehmen. Liegen dagegen die Füfse nach der vordern oder hintern Wand der Gebärmutter zu, steht also der Steifs im queeren Durchmesser des Beckens, dann drehe man den Steifs etwas, indem man ihn mit der eingegangenen Hand fafst, und entwickle dann die Füfse. Man untersuche hiebei genau, nach welcher Seite der Steifs etwas mehr hinsteht, und wähle darnach sowohl die Hand, wie die Drehung: die rechte Hand dreht ihn nach links, d. h. so, dafs der Rücken nach rechts, und die linke umgekehrt, dafs derselbe nach links kömmt.

Vergleiche J. Fr. Osiander's Anzeigen u. s. w. §. 148.

§. 94.

Was endlich die Wendung bei vorliegendem Kopfe betrifft, die bei solchen Erscheinungen, welche die Beschleunigung der Geburt erheischen, und wobei die Zange nicht angewendet werden kann, ferner bei mit vorgefallener Extremität oder Nabelschnur, bei Placenta praevia u. s. w. angezeigt ist, so erforsche man auch hier wieder genau, in welcher Seite die Füfse liegen, wobei nicht allein die innere Untersuchung, also die Lage des Kopfs, sondern besonders auch die äufsere Betastung des Leibes, die von der Mutter gefühlte Bewegung u. s. w. Aufschlufs geben. Der Kopf werde hiebei nach oben und in die den Füfsen entgegengesetzte Seite gebracht, die Hand gehe nun in die Seite, wohin die Füfse liegen, hoch hinauf, und leite diese zugleich oder einzeln herein. Liegt die Nabelschnur mit vor, so meide man diese wo möglich zu drücken, verwickle seine Hand nicht mit derselben, und vollende die Geburt so eilig wie möglich.

Anm. 1. Stein räth, die Nabelschnur mit auf- und einwärts zu nehmen, wo sie anders nicht eine allzugrofse Schlinge darbietet. S. dess. Lehre der Geburtsh. 2. Th. §. 431.

Anm. 2. Erst vor einigen Tagen, ehe ich dieses niederschrieb, hatte ich die Wendung zu machen in einem Falle, in welchem der Kopf der vorliegende Theil war, hoch im Eingange des Beckens nach links hin gerichtet, und wobei zugleich ein Arm mit vorgefallen war. Die Wässer waren seit einigen Stunden abgegangen, die Gebärende hatte durchaus keine Wehen, es blieb also nichts übrig, als bei dem schon wie ein grofser Thaler geöffnetem Muttermunde die Wendung zu unternehmen. Die äufsere Untersuchung zeigte sehr deutlich, in welcher Seite die Füfse zu suchen waren, nämlich rechts, welches auch noch die Aussage der Gebärenden, hinsichtlich der Kindsbewegung bestätigte: ich ging daher mit der linken Hand ein, schob den Kopf noch mehr nach links, faſste den einen Fuſs und zog ihn herab, hatte aber noch im Muttermunde mit der um diesen Fuſs gewickelten Nabelschnur zu thun, die ich abstreifen muſste: ich machte nun die unvollkommene Fuſsgeburt, an dem entwickelten und eingehüllten Fuſse nach den angegebenen Regeln anziehend: nach einigen Tractionen trat der Steiſs ein, das Kind drehte sich schon vorher mit dem Rücken mehr nach vorne, und nun kam auch der andere Fuſs mit herab und hervor; es unterstützten mich in dem Verlaufe der Operation von Seiten der Gebärenden eintretende Wehen (S. §. 72. Anm.), und bald hatte ich die Freude, ein lebendes Mädchen zur Welt befördert zu haben. Es zeigte sich also auch hier wieder die unvollkommene Fuſsgeburt von dem besten Erfolge.

Anm. 3. Von dem Verfahren der Wendung bei der Placenta praevia, bezüglich der Behandlung letzterer siehe unten, so wie auch die Anlegung der Zange, wenn der Kopf bei schon gebornem Rumpfe Schwierigkeiten macht, gehörigen Orts beschrieben wird.

Viertes Kapitel.
Von den Zangenoperationen.

§. 93.

Unter Zangenoperation versteht man die Beendigung einer Geburt, welche die Natur nicht zu vollenden im Stande ist, mittelst zweier in der Mitte incinander greifender und durch ein sogenanntes Schloſs fest vereinigter Hebel, die einzeln an den vorliegenden Theil eingebracht, geschlossen und mittelst welcher hernach derselbe entwickelt wird. Es versteht sich daher, daſs der vorliegende Theil auch ein solcher sein muſs, der sicher und bequem gefaſst werden kann, weswegen diese Operation nur bei vorliegendem Kopfe und höchstens beim Steiſse eintritt. Es vertreten demnach diese

Löffel, oder die beiden einzelnen Theile des Ganzen der Zange, die Hände des Geburtshelfers; daher auch dieser Gedanke sich künstlicher Hände da zu bedienen, wo die natürlichen nicht hinreichten, gewiſs die Veranlassung zu dieser Erfindung abgab.

Anm. 1. Fr. B. Osiander nennt daher mit Recht die Zange Manus artificiales, und schrieb über seine Sammlung der unschädlichen Kopfzangen:

Quid nova nunc valeat ars, haec tibi ferrea monstrat
Adjutrix manus, ars si reget alma manum.

Im Gegensatz gab er seiner Sammlung der alten Mordinstrumente folgendes Distichon zur Aufschrift:

Quid vetus ars fuerat succurrens parturienti,
Forfices ac unci saevaque ferra docent.

Anm. 2. Die Stelle bei Hippocrates: περὶ ἐπικυησίος ed. Foes. Sect. III. pag. 42. „Cum pueri, capite extra uteri osculum in apertum veniente, corpus reliquum non amplius progrediatur, puer vero mortuus fuerit, digitis aqua madefactis inter uteri osculum et caput insertis, digitum in orbem circumducito, deinde digito mento subdito, in os traiecto, foras extrahito. Cum vero reliquum corpus extra pudenda, caput autem intus fuerit, siquidem foetus in pedes feratur, circumductis in orbem digitis, manus ambas aqua madefactas inter uteri osculum et caput immittito, et extrahito. Quod si extra uteri osculum, verum intra pudenda fuerit, manibus immissis caput apprehensum extrahito" ward nach Osiander's Behauptung lange übersehen, und gab die so nahe liegende Idee, schmälerer und starker künstlicher Hände von Metall sich zu bedienen, nicht ein. S. dessen Handb. der Entbindungsk. 2. Bd. 2. Abth. §. 54. Nur ist hier nicht zu übersehen, daſs Hippocrates stets dazu setzt: „Si mortuus fuerit puer", und Instrumente, todte Kinder herauszuziehen, besitzen wir lange vor Erfindung der jetzigen Geburtszangen, man vergleiche nur die Instrumente von Avicenna, ferner die kleine Zange (Misdach) und die gröſsere (Almisdach) von Albucasis. S. Avicennae opera cum versione Ger. Cremonensis et castigat. Alpagi Belinensis. Venet. 1608. Fol.

Vol. I. pag. 942. und **Albucasis** methodum medendi certam, claram et brevem, quam edid. Hieronym. Gemusaeus. Basil. 1541. Fol. lib. II. cap. 77.

Anm. 3. Von dem französischen berüchtigten Geburtshelfer **Sacombe** wird erzählt, er habe solche lange und schmale Finger gehabt, dafs er sich seiner Manuum naturalium in den Fällen bediente, wo künstliche Hülfe mit der Zange eigentlich hätte eintreten müssen: er brachte seine schmalen Hände zu beiden Seiten des Kopfes ein, und accouchirte durch Rotationen so das Kind zu Tage, wie andere Geburtshelfer mit der Zange verfahren. Ein starkes Stück, si lectio vera!

§. 96.

Es findet also die Zangenoperation ihre Anwendung bei vorliegendem Kopfe und Steifse, als denjenigen Theilen, welche mittelst jenes Instrumentes gefafst und angezogen werden können. Nur mufs bei vorkommenden Fällen und bei Indicationen zur künstlichen Entbindung der vorliegende Theil auch mit der Zange erreicht und sicher gefafst werden können: eine Frage, die jeder Bestimmung zur Zange vorangehen mufs. Freilich bestimmt sich dies auch nach der Form und Gröfse des anzuwendenden Instruments, und man kann wirklich sagen, dafs man aus der Gestalt der Zange den geburtshülflichen Geist und die Grundsätze ganzer Nationen errathen kann: man denke nur an die kurzen englischen, und an die überaus langen französischen Instrumente, die freilich auch bei höherem Stande des Kopfes ihre Anwendung finden. Wir Deutschen halten auch hierin die goldene Mittelstrafse, wenn auch einzelne Abweichungen nach dem englischen oder französischen Maafsstabe der Zangen vorgekommen sind und immer noch vorkommen.

Anm. 1. Es giebt Geburtshelfer, welche die Anlegung der Zange bei vorliegendem Steifse nicht anerkennen wollen, z. B. v. Froriep. S. dessen Handbuch der Geburtsh. 8. Ausgabe. §. 465. pag. 441.: indessen erwächst der Nachtheil, welchen jene darin finden wollen, keineswegs daraus, und Erfahrungen glücklicher Steifsentbindungen mittelst der Zange sprechen für die Anwendung derselben in nöthigen Fällen.

Anm. 2. Aus den Uebersichten der verschiedenen Entbindungsanstalten und aus der in denselben enthaltenen Anzahl der vorgefallenen Zangenentbindungen kann man besonders auf die Grundsätze der einen oder der andern Schule schliefsen, da es in manchen Fällen durchaus nicht immer unumgänglich nöthig ist, zu diesem Instrumente seine Zuflucht zu nehmen, und die Indicationen dazu noch bei weitem nicht so fest stehen, wie man wohl glauben könnte. Indessen möchte doch bei solchen Betrachtungen nie aus den Augen zu setzen sein, dafs es Lehranstalten sind, in welchen Schüler für die künftige Praxis gebildet werden sollen, und dies sei doch ja immer der Mafsstab, der besonders dann angelegt werden mufs, wenn uns vielleicht ein zu grofses Verhältnifs von Zangenentbindungen zu den natürlichen Geburten zum Tadel auffordern wollte. Kann ja auch der Therapeut am klinischen Krankenbette über neue, noch nicht erprobte Mittel Versuche machen, blos zur Belehrung seiner Schüler, kann er doch verschiedene Methoden in einer solchen Lehranstalt in Anwendung setzen, während er in seiner Privatpraxis zu den sichersten und längst anerkannten Heilmitteln greift. Eine Entbindungsanstalt ist der einzige Ort, an welchem der Schüler unter der Aufsicht eines geschickten und besonders geduldigen Lehrers operiren lernt: wer kann es diesem verdenken, wenn er vielleicht die Zange in solchen Fällen anlegen läfst, wo längeres Warten die Geburt zwar auch beendet hätte, er aber seinen Schülern die kunstgerechte Anwendung der Zange nicht hätte zeigen können, vorausgesetzt, dafs er keinen offenbaren Schaden durch diese Operation stiftet. Sind es nun gar noch Anstalten, in welchen des Jahrs nicht gar zu viele Entbindungen vorfallen, so verdient der Lehrer noch um so mehr Entschuldigung, wenn

wenn er jede, auch die geringste, Gelegenheit benutzt, seine Schüler in der operativen Kunstfertigkeit zu üben, da er nicht von allen voraussetzen kann, dafs sie erst gröfsere Institute besuchen, wo mehr Geburten, mithin auch mehr Operationen vorkommen werden. Ich glaube diese Erklärung meiner aufrichtigsten Ueberzeugung den Manen des um unsre Kunst hochverdienten Fr. B. Osiander schuldig zu sein, dem von so vielen Seiten der eben besprochene Vorwurf gemacht worden, welcher so viele Kränkungen von so manchem seiner Kunstgenossen deshalb erfahren mufste, blofs weil er zu oft die instrumentelle Hülfe in seiner Entbindungsanstalt in Anwendung setzte: und doch kamen diese Grundsätze seinen Schülern, und selbst denen so sehr zu Statten, welche hernach ihre Stimmen gegen ihn erhoben. Kein Wunder, wenn auch er solche Anfechtungen hernach streng und sehr bitter beantwortete, wozu ihm freilich seine immense Gelehrsamkeit und sein übersprudelnder natürlicher Witz mehr, wie allen seinen Feinden zu Gebote stand, welche Eigenschaften ihn aber auch oft in seinen Werken zu harten und nicht immer lobenswerthen Aeufserungen trieben, die er indessen am Ende seines Lebens selbst nicht mehr billigte und geändert haben würde, wie uns der eigene Sohn in der Vorrede zu seinen „Anzeigen zur Hülfe u. s. w. pag. VI." erzählt. Sanft ruhe seine Asche!

§. 97.

Ehe wir zu den Regeln der Application der Zange übergehen, wird es nöthig sein, einen kurzen Ueberblick auf diese hinsichtlich ihrer Beschaffenheit, Form, Construktion u. s. w. zu geben, um darnach bestimmen zu können, welche eigentlich zu wählen sei, und welche den Anforderungen, die an sie gemacht werden, am besten entspreche. Es steht in dieser Beziehung nun keinesweges eine Eintheilung fest, in deren Rubriken man alle bisher bekannten Zangen bringen kann, sondern es sind mehrere Gesichtspunkte, von denen aus man dieselben betrachten kann. Palfyn's sogenannte Zange verdiente eigentlich diesen Namen nicht, da sein Instrument aus zwei hackenförmig gebogenen dünnen, breiten, stählernen Platten bestand, die sich nicht kreutzten, sondern durch eine kleine Kette zusammengehalten waren. S. Heisteri institut. chirurg. Amstelod. MDCCXXXIX. Tab. XXXIII. Fig. 16., wo ein Theil dieses Instrumentes abgebildet ist. Mithin kann dieses Werkzeug hier nicht mehr mit in Betracht kommen. Chamberlaine's Erfindung können wir noch weniger hier mit aufnehmen, da die Besitzer dieses Instruments es lange als Geheimnifs bewahrten, und als sie es endlich bekannt machten, selber nicht mehr wufsten, wer das wahre besäfse.

1) Wir haben bereits einen Hauptunterschied, der sich auf die Länge der Zangen bezieht, nach den Nationen kennen gelernt, nämlich die langen französischen, die kurzen englischen und die deutschen, die zwischen beiden Extremen in der Mitte stehen, obgleich es auch hier an Ausnahmen nicht fehlt. So z. B. haben wir in den Zangen von Osiander, Mursinna, Weifs ganz die französische Länge, und die ältere Zange von Boer nähert sich in dieser Hinsicht schon wieder mehr den englischen.

2) Ein anderer Unterschied, der sich sehr bald geltend machte, ist der, ob die Zangen gefenstert sind, oder nicht. Giffard's und Freke's, so wie auch Chapmann's Instrumente waren gefenstert, und fast alle spätern behielten diese Form bei. Ausnahmen hievon machen die Bing'sche, Osiander'sche und die Zange von Assalini, welche nicht gefenstert sind. Veit Karl's Zange hat statt einem Fenster zwei in jedem Löffel, zeichnet sich überhaupt durch ihre höchst unbrauchbare Construction aus. Die gefensterten Löffel dürfen an ihren Rändern nicht scharf sein, keine

Leisten haben, welcher Vorwurf die **Levret'**sche Zange trifft, die mit solchen Hervorragungen versehen ist (Le rebord), welche Leisten auch andere Zangen beibehalten haben, z. B. **Coutouly** und **Thenance**; es müssen im Gegentheil diese Ränder gut abgerundet und mehr stumpf sein: wenn sie diese Construction haben, so trifft sie gewifs nicht der Tadel, mit welchem die Vertheidiger der ungefensterten Zangen die gefensterten belegen. Die Löffel der gefensterten Zange von **Boer** und **Stark** sind ganz rundlich: alle andern sind mehr platt, aber auch gehörig breit.

3) Wir können die Zangen ferner darnach unterscheiden, ob sie mit Kopf-, Becken- und Dammkrümmung versehen sind. Die kurzen englischen, besonders die von **Smellie**, **Orme**, **Lowder** ausgingen, haben blofs die Kopfkrümmung, d. h. die Löffel stehen gerade aus, ihre Fläche ist aber von innen nach aufsen gebogen, nach der Form des Kopfs. Unter den französischen Zangen hat eine von **Gregoire** vor mir liegende ebenfalls nur die Kopfkrümmung. Die nähere Einsicht und das Bedürfnifs, die Zange so zu gestalten, dafs man sie auch bei höher stehendem Kopfe, als blofs am Ausgange anlegen könne, verschaffte den Zangen die Beckenkrümmung, welche die meisten jetzt behalten haben. Es besteht nämlich diese Beckenkrümmung in einer sanften Aufbiegung von der Horizontalfläche, die freilich bald gröfser, bald geringer angebracht ist. Die Dammkrümmung endlich, wie sie an der Zange von **Johnson**, **Mulder**, **Eckardt** und v. **Froriep** zu bemerken ist, um nämlich den Damm zu schonen, ist gewifs, wenn nicht gar schädlich, doch unnöthig, da sie das Einreifsen des Damms doch nicht immer verhütet, ja beim Entwickeln des Kopfs Schwierigkeiten genug darbietet.

4) Was die Schliefsung der Zangen betrifft, so

kommt es natürlich darauf an, ob sich die beiden Löffel kreutzen oder nicht. Wir haben gesehen, dafs das Instrument von Palfyn sich nicht kreutzt, sondern dafs beide Branchen nur an einander gekettet werden. Dies konnte nun keinen so festen Haltungspunkt geben, hält auch so lange auf, ehe die Zange geschlossen wurde, daher fast alle nachfolgenden Zangen sich kreutzen, und da, wo sich die beiden Löffel treffen, ist die sogenannte Fügung oder das Schlofs. Als einzelne Ausnahmen der Nichtkreutzung stehen da: die Zange von Coutouly, die sehr complizirt und so eingerichtet ist, dafs mehrere Gehülfen mittelst anzubringender Tücher noch mit ziehen können; die ungeheuere lange Zange von Thenance (abgebildet und beschrieben in El. v. Siebold's Lucina. I. Bd. 1. H. pag. 66., sie ist 18 Zoll lang); und endlich die ungefensterte von Assalini. Die Zange von Coutouly wird mittelst einer grofsen queerlaufenden Schraube geschlossen: Thenance vereinigt seine Löffel mittelst eines Tuchs, und hält sie ganz unten an den Stielen mit einem Stift zusammen; die von Assalini hat ebenfalls nach unten zu eine eigenthümliche Vorrichtung. Die Zangen, die sich kreutzen, haben nun verschiedene Schlüsser, von denen das fast am allgemeinsten angebrachte der sogenannte Smellie'sche oder auch englische Schlufs ist; es greift nämlich hiebei der eine Löffel in den andern wechselseitig ein, und die meisten Zangen dieser Art, besonders die englischen, haben nach unten an den Stielen eine Furche, um zum festern Zusammenhalten der Löffel Schlingen herumzuwinden. Solche Furchen befinden sich auch an der dänischen Zange von Saxtorph, so wie an der Wiener von Boer. Brünninghausen hat fast eine ähnliche Fügung, nur hat er noch einen grofsen Knopf aufgesetzt, der diesen Schlofs deckt und das Ausgleiten hindert. Einen andern Schluſs findet man bei den französischen Zangen, indem sich bei diesen der eine Arm in den andern einsenkt; der einzusenkende ist mit einem Loche versehen, welches in den am andern Arme befindlichen Stift (Gregoire, Baudelocque) oder schraubenartigen Körper (Levret, Dubois) paſst. Auſserdem wird auch bei Gregoire, Baudelocque und Levret das Ganze durch einen verschiebbaren Deckel noch mehr befestigt. Ein ähnliches Einsenken finden wir an Mursinna's und Osiander's Zange, welcher letztere überdies noch den einen Löffel auf den andern durch einen drehbaren Hackenriegel fester stellt. Der Mursinna'sche Schluſs gleicht ganz dem Levret'schen, nur daſs der schiebbare Deckel fehlt, wie sie überhaupt der letztgenannten sehr ähnlich ist, ohne indessen die Leisten an der innern Seite der Branchen zu haben. Die dritte Art der Schlüsser ist endlich die mit einer beweglichen schraubenförmigen Axe, wie sie an der Stark'schen und noch ausgebildeter an der v. Siebold'schen Zange befindlich ist. An der Stark'schen Zange wird der Smellie'sche Schluſs durch eine angebrachte kleine Schraube festgestellt, jedoch muſs diese immer vorher ganz herausgenommen werden, daher hält dies sehr auf, auch macht das Hineinbringen der Schraube Schwierigkeit, bis man die Löcher, die in beiden Löffeln an der Fügung sind, genau aufeinander paſst, um die Schraube durchzubringen. Das hat v. Siebold vermieden, indem er dem Schlusse eine solche Einrichtung gegeben, daſs die Schraube an dem einen Löffel (dem männlichen) in einem Schraubengange läuft, und nicht erst abzunehmen ist. Nur muſs sie vor dem Einbringen etwas in die Höhe geschroben werden. Der andere Löffel paſst mittelst eines runden Einschnitts in die Schraube am männlichen Löffel, und wird nun auf den männlichen Löffel eben durch das Wiederzuschliefsen der Schraube befestigt. Auch ist die Schraube oben, wo man sie anfäfst, breit genug, um sie bequem fassen zu können; aufserdem hat sie die Einrichtung, dafs man sich zu ihrer Schliefsung und Oeffnung eines eigenen Schlüssels bedienen kann, und sie gewährt auch bei den Tractionen einen sichern Gegenhalt. Alle andern Schlösser sind Auswüchse einer abentheuerlichen Erfindungssucht, wovon eine Veit Carl'sche Zange Beweis genug liefert.

5) Das Material, aus welchem die Zangen gearbeitet sind, ist bei allen ein guter Stahl, nur bemerken wir, dafs die französischen Zangen durchaus in diesem Metalle gearbeitet sind, die Blätter sowohl, wie die Stiele (Dubois macht in sofern eine Ausnahme davon, dafs er die an den Stielen unten angebrachten scharfen und stumpfen Hacken mit hölzernen Kapseln umgeben hat, die an- oder abgeschroben werden können). Die englischen Zangen dagegen haben meistens hölzerne Stiele, und die deutschen theilen sich, jedoch haben die meisten ebenfalls Stiele von Holz. Osiander, Mursinna, Weifs haben die französische Weise beibehalten, die ihrigen sind ganz von Stahl. Die meisten französischen Zangen laufen mit ihren stählernen Stielen in nach auswärts gebogene Hacken aus, die nöthigenfalls als stumpfe Hacken gebraucht werden können. Die sehr alten englischen Zangen von Giffard und Chapmann, die ebenfalls ganz von Stahl sind, haben diese Hacken unten nach einwärts gebogen. Der Italiener Santerelli hat aufserdem an seinen Griffen einen Hebel, einen stumpfen und einen spitzen Hacken angebracht. Osiander's Stiele sind unten mehr in einen geraden Winkel ausgebogen; die englischen Zangen, so wie die meisten deutschen mit hölzernen Griffen, gehen gerade herunter, und sind nicht unten umgebogen, haben aber wohl zum Theil einzelne Einker-

bungen, um die Finger beim Halten hineinlegen zu können. Mit sogenannten Stiefeln unten sind versehen: Stark's, Froriep's und am stärksten v. Siebold's Zange, was ebenfalls der Hand einen guten Gegenhalt giebt. Dubois's hölzerne Kapseln haben gleichfalls diese stiefelförmige Ausschweifung. Busch und Brünninghausen ersetzen diesen Gegenhalt durch zwei gleich unter der Fügung angebrachte, ausgeschweifte und ausgehöhlte Leisten, die noch mit Stahl ausgelegt sind, und in welche auf beiden Seiten Zeige- und Mittelfinger passen. Mit Leder haben ihre Zange überzogen: Smellie in einigen Exemplaren ganz, in andern nur die Griffe: dagegen nur die Griffe Orme und Boer (der aber diesen Ueberzug an der neusten, vor mir liegenden Zange auch weggelassen hat). Dieser lederne Ueberzug schreibt sich gewifs noch zum Theil her von der ehemaligen Geheimnifskrämerei mit diesem Instrumente.

6) Wir finden nun auch dreiblättrige Zangen, die aber nie Eingang gefunden haben, und ihrer widersinnigen Construktion wegen auch nicht zu brauchen sind. Der Engländer Leake gab eine solche „forceps with three blades" an: er will nämlich mit dem dritten Blatte als Hebel den Kopf von den Schoofsbeinen herabdrükken. Unter den Deutschen gab Ritgen ebenfalls eine dreiblättrige Zange an.

7) Eine andere Vorrichtung mufs hier noch erwähnt werden, nämlich die sogenannten Labimeter, die den Zweck haben sollen, dem zu starken Zusammenpressen des Kopfes Schranken zu setzen. Dahin gehört: der Labimeter von Stein, welcher als gar nicht mit den Zangen zusammenhängend und stellbar nur unten zwischen beide Enden der Griffe angebracht wird: ferner hat Osiander an einer frühern Zange unten an den Griffen einen solchen Abstandsmesser ange-

bracht, den er aber hernach, als unnütz, weggelassen hat: bei v. Eckardt's Zange wird dies Auseinanderhalten der Zangenlöffel durch eingeschobene Keile bewirkt, und v. Froriep hat an den Griffen seiner Zange unten eine Schraube, mittelst welcher ein kleines Zollstäbchen herausgedreht werden kann, welches dem zu nahen Zusammenbringen der Griffe Einhalt thut. Diese Vorrichtung ist indessen ganz unnöthig, und die Furcht, dem Kinde durch das Zusammenpressen Schaden zu thun, nicht gegründet: der Geburtshelfer muſs nur den zu gebenden Druck gehörig abmessen, ihn auch zwischen den zu machenden Pausen nachlassen. Ueberdies soll ja die Zange nicht allein durch Zug wirken, sondern auch durch Druck, durch Verkleinerung des Kopfes, was bei den übereinander verschiebbaren Schädel-Knochen des Kindes unbeschadet seines Lebens geschehen kann: der Labimeter verhindert aber den Operateur, diesen Druck nach seinem Ermessen auszuüben. Vergl. Froriep's Aufsatz „Ueber einen an meiner Geburtszange angebrachten Mechanismus," in El. v. Siebold's Lucina. II. Bd. 1. St. pag. 1.

8) Zur bequemern Fortschaffung der Zange hat Saxtorph an seinem Instrumente den Mechanismus angebracht, daſs beide Griffe an den Löffeln eingeschlagen werden können: auf diese Weise soll man das Instrument sehr leicht bei sich führen können. Welcher Geburtshelfer hat aber nicht gern seinen vollständigen Apparat bei sich: mithin braucht es dieser Vorrichtung nicht, die übrigens auch schon an der Zange von Freke befindlich ist.

9) Wer sich endlich noch mit so manchen anderen neusten englischen Veränderungen der Zange bekannt machen will, der schlage nach das neuste englische Werk „Dav. D. Davis elements of operative midwifery, illustrated by plates. Lond. 1825. 4." da

giebt es: „forceps with blades of unequal breadth" Plat. VI. Fig. 1. und 2., ferner „forceps with blades of unequal length" Plat. VII. und VIII. Auch stellbare Zangenlöffel fehlen nicht, so wie solche, an welchen das Ende des einen Löffels mittelst einer eigenen Vorkehrung über den Kopf des Kindes noch im Uterus herübergebogen werden kann. S. Plat. X. (Einige dieser Zangen sind abgebildet bei Froriep in sein. geburtshülfl. Demonstrat. V. Heft. Taf. 18. 19. Weim. 1826).

Vergl. v. Froriep's Tabelle der erfundenen Zangen, die zugleich in chronologischer Hinsicht sehr zweckmäfsig ist: in seinem Handbuche der Geburtsh. 8. Ausg. §. 459. S. 433.

Anm. Die vorzüglichsten und bekanntesten Zangen und deren Unterscheidungsmerkmale sind hier genannt worden, bei welcher Aufzählung ich es mir zum Grundsatze gemacht habe, keiner einzigen Zange zu erwähnen, deren Original nicht vor mir liegt, wobei ich freilich die reichhaltige Sammlung meines Vaters benutzt habe: dies ist der Grund, warum vielleicht einzelne Zangen übergangen worden sind, da ich mich durchaus nie nach Abbildungen, Beschreibungen u. s. w. richten wollte, indem doch hier mehr oder weniger Undeutlichkeit und Mangelhaftigkeit vorwalten, die sich dann vermehren, wenn man so aus der zweiten oder dritten Hand eine neue Beschreibung liefert: auch liegt es ja nicht im Zwecke dieser Schrift, eine ausführliche Kritik und Beschreibung aller Zangen zu geben. Dazu dient: Mulder's vortreffliche Schrift: „Literärische und kritische Geschichte der Zangen und Hebel in der Geburtshülfe, aus dem Lat. übers. und mit Anmerk. versehen von J. Wilh. Schlegel, mit Kupf. und Tabellen. Leipz. 1798. 8." Ferner „W. F. Baur Historia forcipum obstetriciarum recentissima. Marb. Cat. 1803. 8." und A. H. Horre: „recentissimarum forcipum obstetriciarum histor. crit. dissert. Marb. 1815. 8." Wer über einzelne Zangen genauern Aufschlufs haben will, der schlage die einzelnen Schriften nach, in welchen theils die Verfasser selbst, theils ihre Schüler u. s. w. die Erfindungen beschrieben haben. Ein Verzeichnifs dieser Schriften S. bei El. v. Siebold in dessen Lehrbuch der prakt. Entbindungsk. §. 465. und bei Fr. B. Osiander in dessen Handbuche. 2. Bd. 2. Abth. pag. 62. u. ff. Letzterer lieferte auch bei den einzelnen Schriften eine kurze Kritik der beschriebenen Zangen, die freilich zuweilen ungerecht und wohl nicht immer nach Verdienst ausfällt, welche aber auch bei manchen Mifsgeburten unseliger Erfindungswuth nicht streng genug sein kann. Leider will jeder Geburtshelfer nur zu oft sich seine eigene Geburtszange selbst schaffen, das bereits erfundene Gute wird dabei entweder ganz zur Seite gelegt, oder so verändert, dafs es kaum noch kenntlich und dann ganz unbrauchbar zu Tage kömmt. Wir haben vom Staate angeordnete Censoren, die darauf halten, dafs nichts gedruckt werden soll, was den vernünftigen Ansichten der Moralität u. s. w. nicht entspricht; sollten nicht auch dergleichen Erfindungen einer vernünftigen von Sachverständigen unternommenen Beurtheilung unterworfen werden, mit deren Consens erst dann das Neue dürfte ausgeführt und bekannt gemacht werden, wenn es für brauchbar und wahrhaft nützlich anerkannt worden wäre, dagegen das Abgeschmackte und durchaus Unnützliche gleich in der Geburt erstickt werden müfste! Wo wäre dann Veit Carl's Zange, wo so manches andere kleine Zängelchen, wie z. B. das kleine englische Ding von Hamilton, welches sich eher in den Zuckerkasten, als zum geburtshülflichen Zwecke eignet? Mich mag einmal das Schicksal in einen Wirkungskreis setzen, in welchen es wolle, vor zwei Dingen ist die gelehrte Welt sicher, einmal vor der Herausgabe eines neuen Compendiums der Geburtshülfe, und dann vor der Erfindung einer neuen Geburtszange, und sollte mich von beidem weiter nichts abhalten, als die kindliche Achtung!

§. 98.

Welcher Zange nun soll sich denn eigentlich der

Geburtshelfer bedienen, welches ist die beste von allen, welche entspricht den Anforderungen am meisten? Die Antwort auf diese Fragen ist schwer zu ertheilen, es kömmt bei dieser Beurtheilung zu sehr auf individuelle Ansichten an, auf Grundsätze, die sich jeder Geburtshelfer in seiner Praxis festgestellt hat, und eben so auf gewisse Gewöhnung an ein Instrument, was uns von unsern Lehrern zuerst in die Hände gegeben worden, und dessen wir uns hernach ebenfalls bedienen. Denn es läfst sich nicht läugnen, dafs manche der angeführten Zangen zu den gewifs brauchbaren, und ihrem Zwecke entsprechenden gehören, wenn sie auch hie und da alle etwas zu wünschen übrig lassen: als Beweis mag dafür dienen, dafs sie doch von diesem oder jenem Geburtshelfer in Anwendung gesetzt werden, und dafs der eine dieses, der andere jenes Instrument liebt, was von ganz widersinnigen Erfindungen freilich nicht gelten kann: letztere haben nur ein Lob, und das gelt dann von ihren Erfindern aus. — Unbeschadet also so mancher andern brauchbaren Zange sei es diejenige, deren Anlegung hier gelehrt werden soll, welche sich in den Händen so vieler Geburtshelfer seit einer langen Reihe von Jahren befindet, welche diese so wichtige Probe der Zeit so wakker ausgehalten hat, nämlich die v. Siebold'sche. In ihr finden wir die gehörigen Eigenschaften einer brauchbaren Geburtszange: sie besitzt nämlich die hinlängliche Stärke, ist vor dem Verbiegen der Blätter gesichert: die Löffel sind an ihr so eingerichtet, dafs sie weder abgleiten noch einschneiden. Eben so besitzt diese Zange die erforderliche Länge, um den Kopf auch dann zu fassen, wenn er noch nicht bis an den Ausgang des Beckens herabgetreten ist. Sie kann den Kopf dann noch fassen, wenn er zwischen der mittlern und obern Apertur steht, ohne abzugleiten. Desgleichen sind die Löffel gehörig breit und gut an den Rändern abgerundet, theils um den Kopf sicher fassen zu können, theils um ihn vor allen Quetschungen und Verwundungen zu sichern. Die Zange hat die passende Beckenkrümmung, so wie auch die Kopfkrümmung, welche genau nach der Natur abgemessen ist. Die Löffel sind daran gefenstert, wie an den meisten Zangen, denn so wird der Kopf fester gefafst, er wird von allen Seiten gleich stark zusammengedrückt, die Erhabenheiten der Seitenwandbeine legen sich in die Oeffnung hinein, und es wird auf diese Weise der zu starke Druck vermieden. Das Schlofs ist an dieser Zange von der Art, dafs es bequem und fest geschlossen werden kann, zugleich gewährt die daran befindliche Schraube einen sehr guten Gegenhalt bei den Zügen. Endlich sind die Griffe daran zweckmäfsig eingerichtet: sie sind von Holz, gut abgerundet, um beim Anfassen und Anziehen den Händen des Geburtshelfers nicht schmerzlich zu werden, ein Umstand, der besonders bei schweren Entbindungen von grofser Wichtigkeit ist: eben so gewährt die Ausschweifung derselben am untern Ende für die Hand gleichfalls einen guten Gegenhalt.

Anm. 1. Die genaue Beschreibung dieser Zange, die freilich später noch einige Verbesserungen erlitten hat, befindet sich in der Dissertation von A. Laubreis „de forcipis obstetriciae requisitis. Wirceb. 1802. 4." Ferner in der Lucina I. Bd. 2. Hft. pag. 306. in des Herausgebers Aufsatz: „Kritik einiger Geburtszangen, nebst Beschreibung, Abbildung und Kritik der von ihm verbesserten Geburtszange."

Anm. 2. Wenn der Kopf am Ausgange des Beckens steht, das Becken selbst nicht zu enge ist, der Kopf nicht zu grofs, die Wehen nicht ganz nachgelassen haben, so möchte ich für solche Fälle die Boer'sche Zange nach der ältern Angabe empfehlen. Sie ist leicht anzulegen, hat gehörig abgerundete Löffel, und gewährt überdem den Vortheil, dafs sie durchaus nichts abschreckendes hat, im Gegentheil gerade ihres Lederüberzuges wegen in dieser letzteren Hinsicht sich sehr empfiehlt, obgleich man dem Lederüberzuge den Vorwurf gemacht hat, er quelle von den Geburtsfeuchtigkeiten u. s. w. auf, so dafs man hernach die Zange nicht schliefsen könnte: ferner, meinte man, könnten sich ansteckende Stoffe darin festsetzen, die dann auf Andere übergetragen würden: bei einer gut gearbeiteten Zange, bei fest angelegtem Leder wird ersteres nicht der Fall sein, und was die Ansteckung betrifft, so kommt es ja sehr selten, dafs der Geburtshelfer einmal eine Syphilitische zu entbinden hat, wo er dann die nöthigen Vorkehrungsmittel treffen kann. Es kann daher dieser Boer'schen Zange immer im geburtshülflichen Apparate neben der im §. besprochenen ein Platz angewiesen werden für leichtere Fälle, namentlich wo es oft nur einiger wenigen Tractionen bedarf, um den schon tief in's Becken herabgetretenen Kopf heraus zu befördern: wozu noch der Umstand kömmt, dafs auch der weniger Geübte sie gewifs leicht von der Seite anlegen kann, ohne der Gebärenden eine Queerlage zu geben. Ich habe mit Fleifs angeführt, dafs ich die Boer'sche Zange nach der ältern Angabe meine, indem ich ein Exemplar seiner neusten Angabe vor mir habe, welche vor wenigen Wochen mir ein Bekannter aus Wien mitgebracht hat, die fast so lang ist, wie die Siebold'sche, die nicht mit Leder überzogen ist, an welcher die Griffe weit stärker gearbeitet, und mit Furchen für die Aufnahme der Finger versehen sind. Im Uebrigen ist sie der alten Art gleich geblieben.

§. 99.

Um in den folgenden §§. verständlich zu sein, wird es nöthig, die v. Siebold'sche Zange hinsichtlich ihrer Theile, welche beim Anfassen, Einführen u. s. w. in Betracht kommen, genauer zu beschreiben. Den Löffel, an welchem die Schraube befindlich ist, nennen wir

den männlichen, den andern, in welchem die Oeffnung
für die Aufnahme des ebengenannten befindlich ist, den
weiblichen. Jener wird nur in die linke, dieser nur in
die rechte Mutterseite eingebracht. Ferner besteht sie,
wie jede Zange, aus den Blättern, dem Schlosse und
den Griffen. Letztere haben eine glatte stählerne innere, und eine abgerundete hölzerne äufsere Fläche.
Die äufsere Fläche läuft unten in den sogenannten Stiefel aus. Wo von den Griffen aus die Blätter abgehen, sind an beiden Seiten in der Nähe der Schlofs-
gegend zwei inclinirte Flächen; die innere fängt tiefer
an der glatten innern Seite der Griffe an, die äufsere
aber beginnt oberhalb des Schlosses. Zwischen dieser äufsern inclinirten Fläche und dem obern Ende des
Griffes ist noch eine gerade fortlaufende stählerne Fläche,
die hernach eben in die inclinirte äufsere Fläche über-
geht. An diese inclinirten Flächen werden beim Anfassen der einzelnen Griffe die Finger gebracht, wie
hernach gezeigt wird, und es bilden jene gleichsam die
Aufnahms- und Gegenhaltspunkte für diese.

Anm. Es theilt diese Beschreibung das Schicksal aller
ähnlichen Erörterungen von Instrumenten, dafs nämlich die
blofse Beschreibung durchaus kein deutliches Bild dieser
Theile geben kann: jedoch bei vorliegendem Instrumente
wird es leicht sein, sogleich alle angegebenen Punkte aufzufinden, und darnach die Handgriffe an der Zange richtig in Anwendung zu bringen.

§. 100.

Was die Lage betrifft, in welche man die Gebärende bringt, um die Zange zu appliciren, so kann diese
entweder die Queerlage sein, wie sie bereits oben §. 69.
angegeben wurde, oder man läfst die Person auf dem
Geburtskissen liegen, und bringt die Zange von der
Seite stehend ein. Letzteres erfordert freilich mehr

Uebung, empfiehlt sich aber aufserordentlich, da man oft das Instrument in Anwendung setzen kann, ohne dafs es die Gebärende gewahr wird. Auch macht sich hier wieder der Nachtheil, den die Lagenveränderung hat, hinsichtlich der damit verbundenen Umstände, welche auf die Gebärende und auf die Umstehenden unangenehm einwirken, und die so oft damit verbundene Erkältung geltend. Es setzt aber dies Operiren von der Seite hinlängliche Uebung voraus, und bei einer sehr schweren Operation möchte doch immer das Queerlager vorzuziehen sein. — Was den passenden Zeitpunkt zur Operation betrifft, so sei der Muttermund hinlänglich geöffnet, das Wasser abgeflossen und der Kopf stehe zangengerecht, d. h. nicht zu hoch, um ihn auch gehörig fassen zu können. Abgleiten der Zange, Verletzung der Mutter und des Kindes, ungeheuere Anschwellung der Genitalien, Brand der Scheide, Wiederabstehen von der Operation sind die traurigen Strafen. Ein solches Wagnifs, wo oft eine leichte Wendung hätte aushelfen können, hat dem Geburtshelfer diese erschwert, und die Prognose für Mutter und Kind sehr ungünstig gemacht.

Anm. Hinsichtlich der Indicationen zur Zangenentbindung wird auf die Lehrbücher der Geburtshelfer verwiesen. S. El. v. Siebold's Lehrbuch der praktischen Entbindungsk. §. 471. u. f. Desgleichen berücksichtige man sehr die irrigen Anzeigen zur Zange (ebendas. §. 474), wo die Zangenentbindung wegen zu grofser Enge des Beckens u. s. w. nicht vollendet werden kann.

Vor ungefähr zwei Jahren ward die Hülfe der Königl. Entbindungsanstalt für eine Gebärende in Anspruch genommen, mit dem Beisatze, ein daselbst schon gewesener Geburtshelfer habe sich mit der gröfsten Anstrengung vergebens bemüht, die Person zu entbinden, seine Kraft sei erschöpft, er könne ferner nicht mehr handeln. Mein Vater, Dr. A. Hoffmann und ich verfügten uns nach dem

Orte hin, und fanden eine kleine verwachsene Person mit bedeutender Rückgratskrümmung, die verheirathet und zum ersten Male schwanger war. Sie war aufserordentlich erschöpft, und wir erfuhren, dafs seit ein paar Tagen die Geburt eingetreten, dafs der Kopf der vorliegende Theil sei, der Muttermund bereits ganz ausgedehnt, und dafs der zu Hülfe gerufene Geburtshelfer die Zange bereits' mehrere Male angelegt, viele Tractionen gemacht, dafs sie ihm aber jedesmal wieder ausgegleitet sei. Die Untersuchung bestätigte auch diese Aussage, zeigte aber ein so bedeutend enges Becken, dafs an eine Entbindung mit der Zange oder mittelst der Wendung nicht gedacht werden konnte. Dabei waren durch die gemachten Tractionen die Theile aufserordentlich geschwollen, sehr schmerzhaft und sehr heifs. Zeichen des lebenden Kindes waren nicht mehr da, es ward demnach zur Perforation geschritten, die mein Vater mittelst seines zu diesem Zwecke angegebenen Perforatoriums unternahm. Durch die in den Kopf gemachte Oeffnung flofs nach und nach so viel Hirn ab, dafs sich der Kopf etwas verkleinerte, und nun ward die Zange angelegt, um denselben so noch mehr zu comprimiren. Nach ein Paar Stunden wurden Versuche gemacht, ihn mit der angelegten Zange zu extrahiren, allein der Kopf rückte nicht von der Stelle, er blieb nach wie vor im Eingange des kleinen Beckens stehen, die Zange gleitete ab, und man mufste von ihrem ferneren Anlegen abstehen. Mittels der Boer'schen Knochenscheere wurden nun einzelne Knochenstücke ausgebrochen, und nun erst konnte der Kopf durch die eingegangene Hand, die den Zeigefinger in den Mund des Kindes setzte, mit unsäglicher Mühe herausgezogen werden. Die Schultern machten ebenfalls ungemein viel Schwierigkeiten und mufsten gleichfalls mit Hülfe der stumpfen Hacken entwickelt werden. So ward endlich bei absolut zu engem Becken, welches bei lebendem Kinde in jedem Falle den Kaiserschnitt indicirt hätte, die Entwicklung des Kindes beendet. Die Person starb am folgenden Tage, und bei der Section fand sich Gangraena uteri et vaginae. Das Becken, welches sich in der

Samm-

Sammlung meines Vaters befindet, hat in der Conjugata des Eingangs 2¼ Zoll. Die Conjug. der mittlern Apertur beträgt 2½, der Queerdurchmesser der obern Apertur 4½ Zoll. Dasselbe hat in der linken Seite einen bei weitem engern Raum, als rechts: von der Mitte der Leiste des Ram. horizontal. oss. pubis linker Seits bis nach hinten an die gegenüberstehende Seite beträgt der Raum 2 Zoll, auf der rechten dagegen 3 Zoll. Dabei ist das Kreuzbein an der innern Fläche ganz gerade herabgehend, ohne die Krümmung nach hinten in der mittlern Apertur zu zeigen.

§. 101.

Wie bei der Wendung, so sind auch bei der Applikation der Zange gewisse Hauptregeln zu beobachten, die für alle Fälle gelten, und diese sollen vorausgeschickt werden. Ehe man die Anlegung der Zange selbst vornimmt, untersuche man noch einmal recht genau, und achte besonders auf den Stand des Kopfes, ob in beiden Seiten des Beckens gleichviel Raum, oder ob der Kopf nach der einen oder der andern Seite mehr hingeneigt ist: man nehme dabei zugleich noch einmal auf den Zustand des Muttermundes Rücksicht, wenn nämlich derselbe noch zu fühlen ist; eben so sehe man auf die vorhandene Kopfgeschwulst, und auf Vorhandensein der Wehen oder auf ihre Abwesenheit. Das Untersuchen des Raumes nach den Seiten bestimmt, in welcher der erste Löffel angelegt wird: der erste Löffel muſs nämlich in diejenige Seite gebracht werden, wo der wenigste Raum befindlich ist: brächte man ihn in die Seite, wo der meiste Raum ist, so würde man in der entgegengesetzten hernach beim Einbringen des zweiten Löffels noch weniger finden. Ausnahmen hievon finden natürlich statt, und sie sollen an ihren Orten angeführt werden. Die Löffel dürfen übrigens nie im geraden Durchmesser des Beckens eingebracht werden (wie uns Smellie auf der 16ten Tafel seiner „anatomical tables with explanations and abridgement of the practice of midwifery." Edinb. 1787, fol. fälschlich eine Abbildung gegeben), sondern immer im queeren oder wenigstens im schiefen. Eben so lege man die Zange nach der Richtung des schiefen oder queeren Durchmesser des Kindskopfs an, nie aber im langen, welches Letztere indessen doch nicht immer vermieden werden kann. Ist die Person gehörig gelagert, und sind die Gehülfen angestellt, nämlich an den Schultern und Knien der Person, so setzt sich der Operateur in die Mitte zwischen die ausgestreckten Schenkel (wenn nämlich die Person eine Queerlage hat), rechts und links von ihm ruhen die Füfse der Gebärenden auf niedrigen Stühlen, nun öffnet er das Instrument, welches mittelst Eintauchen in heifses Wasser an den Löffeln erwärmt worden, durch zweimaliges Umdrehen der beweglichen Axe, und giebt den einen Löffel zum Halten an seinen Assistenten, der ihn, so wie den vorigen, an der äufsern Seite des Blatts mit etwas Fett bestreicht, und bereit hält. Es sei der abgegebene der männliche, mithin bleibt der weibliche für die rechte Mutterseite, in der Hand des Operateurs. Dieser fafst ihn nun mit der rechten Hand so, dafs der Daumen sich auf die innere glatte Stahlfläche des Griffs gegen die inclinirte Fläche legt, Zeige- und Mittelfinger legen sich an die äufsere Fläche des Griffs, wobei der Mittelfinger die äufsere inclinirte Fläche bedeckt, der Zeigefinger aber mit seiner Spitze gerade dem runden Einschnitte für die Aufnahme der Schraube gegenüber zu liegen kommt. Die beiden andern Finger werden in die hohle Hand eingeschlagen. Die Mitte des Griffs mufs gerade in den Winkel zwischen Daumen- und Zeigefinger zu liegen kommen, was man durch gerades Strecken der Finger und des Daumens bewerkstelligt. Nur durch dieses genaue Anlegen aller Finger wird man im Stande sein, die Zange fest zu halten. Man senke nun den so gefafsten Löffel zwischen seine beiden Kniee herab, und bringe nun erst die Hand ein, auf welcher der Löffel eingeleitet werden soll. Zu diesem Geschäfte eignen sich entweder nur zwei, oder auch die vier Finger: zwei genügen, wenn der Kopf schon tief steht, dagegen bringe man vier ein, wenn derselbe seinen Stand höher hat. Die äufsere Seite der Finger sei mit der Salbe oder mit Oele überzogen, und man bringe sie genau zwischen Kopf und Muttermund, mehr in gerader Richtung ein, man gehe so weit als möglich nach hinten, so dafs man fast bis an die Gegend des Ansatzpunktes des Ligament. tuberoso- und spinoso-sacri ans Kreutzbein gelangt. Es kommt auf die Setzung dieser Finger alles an, da sie einmal die Zange richtig leiten, zugleich aber auch den Muttermund schützen müssen, der immer nach aufsen liegen bleiben mufs. Der Daumen dieser Hand ist zur Seite gegen die Mitte des Labii majoris gerichtet, mufs sowohl die Clitoris, wie die Harnmündung meiden, und bleibt hier unbeweglich, hat auch nicht im mindesten später nachzuhelfen. Die beiden andern Finger werden da, wo nur Zeige- und Mittelfinger eingebracht sind, unter dem Mittelfleische ausgestreckt, so dafs das Frenulum im Winkel der Hand zwischen Mittel- und Ringfinger aufgenommen wird.

Anm. Der Operateur meide ja alles Klappern und Zusammenstofsen der Löffel, ja die Gebärende mufs das Instrument lieber gar nicht zu sehen bekommen: manchmal indessen erfordert es die Politik, die Zange ihr vorzulegen, um sie zu überzeugen, dafs es sich durchaus nicht um ein schneidendes Verfahren, wovor doch immer die meiste Furcht ist, handle.

§. 102.

Sind die eingebrachten Finger der entsprechenden Hand (der linken) fixirt worden, so folgt das Anlegen der Zange selbst. Man erhebe demnach die rechte Hand, setze den Löffel mit seiner Spitze, und zwar mehr mit dem hintern Rande des Blatts, auf den Anfang der eingebrachten Finger von oben herab, so dafs die innere Fläche des Blatts mehr gegen die Mutter, die äufsere mehr gegen den Operateur zugekehrt ist, und so Zange und eingeführte Hand einen rechten Winkel bilden. Der rechte Arm sei dabei an den Leib des Operateurs anliegend. Nun schiebe man den Zangenlöffel allmählig ein, indem man ihn immer über Zeige- und Mittelfinger, am besten in der Furche zwischen beiden, langsam fortlaufen läfst. Dabei wird der Stiel des Griffes allmählig nach sich hin gewendet, und so nach und nach gesenkt. Bis jetzt lag die abgerundete äufsere Fläche des Griffes der Mutter zugewendet, die glatte stählerne innere aber nach dem Operateur hin. Hat man den Löffel so weit eingeführt, dafs er zwischen Kopf und Muttermund sich befindet, so biege man die Zange sanft um, dafs die äufsere Fläche nach rechts, die innere nach links zu liegen kommt, und schiebe dabei den Löffel zugleich etwas mehr fort, was man durch allmähliges Senken des Griffs bewirkt. Wenn man endlich hinten im Becken einen Widerstand findet, was ein Zeichen ist, dafs der Löffel völlig an die hintere Beckenwand angekommen ist, dann gehe man mit der eingebrachten Hand heraus, fasse den Löffel mit dieser unten an den Stiefeln, so dafs Zeige- und Mittelfinger nach oben gerichtet sind, der Daumen aber unten hält, und schiebe nun den Löffel so weit mit gesenktem Griffe in die Höhe, als es nöthig ist. Die andere Hand bleibt aber immer an der einmal ergriffenen Stelle, und mufs, wenn der Löffel so eingebracht ist, ihr Standpunkt sich nicht im mindesten verändert haben. Nun erst entferne sich diese Hand, während die andere, welche zuletzt unten fortgeschoben hat, wartet, bis ein Gehülfe diesen Löffel zu halten übernommen hat. Dieser mufs unter dem Schenkel der Mutter durchgreifen, und den eingebrachten Löffel unverrückt, und ohne ihn aus der Lage zu bringen, halten, bis der Operateur später ihm denselben wieder aus der Hand nimmt. — Der Operateur schreite nun zum Anlegen des andern Löffels (des männlichen), nachdem er sich vorher recht sorgfältig die Hände getrocknet, und den andern Löffel auf dieselbe Weise gefafst hat, wie den erstern, versteht sich nur mit der entgegengesetzten Hand: hier also mit der linken. Es bleiben hier die Regeln des Anfassens dieselben, nur kommt der Zeigefinger mit der beweglichen Axe etwas in Berührung, wenigstens mit dem untern Theile derselben. Die rechte Hand wird hier eingebracht, und der Löffel auf dieselbe Weise eingeführt, gesenkt, umgebogen und fortgeschoben. Nur meide man hiebei, den andern Löffel zu berühren, was man durch eine geschickte Biegung des Handgelenks und durch ein kleines Hinüberbiegen des Oberleibs bezweckt. Die Hand mufs vom Anfang an darnach streben, in den freigelassenen Winkel zwischen Griff des schon eingebrachten Löffels und zwischen Schenkel der Mutter hineinzubiegen, was freilich im Anfang, ehe man noch die gehörige Uebung erlangt hat, mit einiger Schwierigkeit verbunden ist.

Anm. Das Halten des eingebrachten Löffels lasse man ja auch immer von dem Schüler üben, er lernt, worauf es dabei ankomme, und kann das später auch auf Andere übertragen, da man dies Geschäft oft nur seinen Wickelfrauen oder den anwesenden Hebammen anvertrauen mufs, mithin diese in demselben geübt sein müssen, indem der Operateur in nicht geringe Verlegenheit kommen kann, wenn er nach angelegter Zange und beim Schliefsen derselben findet, dafs sein Gehülfe den ersten Löffel ganz aus seiner Lage hat kommen lassen. Letzteres wird nun bei einiger Aufmerksamkeit selten der Fall sein, es wird indessen freilich dies Halten dann erschwert, wenn die Anlegung des zweiten Löffels überaus lange währt, derselbe in der Scheide gar mit dem schon eingebrachten in Berührung kömmt u. s. w. Ist der Löffel wirklich etwas aus seiner Lage gekommen, so mufs durch leichte Hin- und Herbewegung desselben von Seiten des Operateurs der Fehler wieder gut gemacht werden, geht das nicht, dann mufs man ihn freilich herausnehmen, und von neuem anlegen.

§. 103.

Ist der männliche Löffel gleichfalls eingebracht, und liegen beide in gehöriger Richtung, so kommt es jetzt darauf an, die Zange zu schliefsen. Zu dem Ende gleitet die Hand, welche bis dahin am Schlosse des Löffels gelegen, den Griff herab, löset da die Hand, welche zuletzt hinaufgeschoben, ab, und diese greift nun herüber an den Stiel des weiblichen Löffels, nimmt dem Gehülfen denselben aus der Hand, und führt nun den weiblichen über den männlichen Löffel herüber, so dafs der Ausschnitt an jenem in die Axe des letztern hineinfällt. Der weibliche Löffel werde dabei nur gerade so viel als nöthig gehoben, um die Zange nicht zu sehr aus ihrer Lage zu bringen. Nun geht sogleich die eine Hand über beide Griffe herüber, am besten die linke, wobei der Daumen nach unten, die Finger nach oben zu liegen kommen, hält dieselben zusammen, und die andere Hand schliefst nun durch zweimaliges Umdrehen der Schraube die Zange, wobei man nur darauf zu sehen hat, nichts fremdartiges, Haare u. s. w. mit einzuklemmen. Ist der männliche Löffel der zuerst eingebrachte, so ist mit weniger Abänderung das Verfahren des Schliefsens dasselbe.

Anm. Bei der Boer'schen Zange und allen ähnlichen mit solcher Fügung ist das Uebereinanderheben der Löffel nicht nöthig, sondern die Löffel fallen von selbst in das Schlofs, besonders wenn man den ersten Löffel in die linke Seite gebracht hat. Freilich gehen dabei auch die Vortheile der Schraube, sie als Gegenhalt hernach beim Entwickeln des Kopfes zu gebrauchen, verloren: man mufs indessen diesen Nachtheil ersetzen durch Umwicklung der Griffe mit einem Tuche, wodurch man einen sehr festen Anhalt gewinnt. Da überdem diese Zange nur da angelegt werden soll, wo der Kopf schon sehr tief steht, und zu seiner völligen Entwicklung nicht viel Kraft erforderlich ist, so kommt der erwähnte Nachtheil nicht sehr in Betracht.

§. 104.

Liegt die Zange gut, und hat man sich durch den sogenannten Probezug überzeugt, dafs sie nicht abgleiten werde, so gehe man an das Geschäft der Extraction. Zu dem Ende wird die Zange folgendermafsen gefafst: die linke Hand bleibt gewöhnlich gleich unten am Griffe liegen, wie es im vorigen §. angegeben wurde, die rechte dagegen wird so an das Schlofs der Zange gebracht, dafs die Schraube zwischen Zeige- und Mittelfinger zu liegen kommt, die beiden andern Finger aber nach unten und in der hohlen Hand gebeugt sind, und der Daumen sich genau an die äufsere Fläche des mittlern Gliedes des Zeigefingers anschliefst. Nun läfst sich der Geburtshelfer nach Umständen entweder auf ein Knie nieder, wobei er während des Anziehens wechseln kann, oder er macht die Tractionen im Stehen: in leichtern Fällen kann er auch sitzen bleiben. Man bringe nun die Arme an einander, wodurch man seine Kraft sehr concentrirt: die Ellenbogen werden auf diese

Weise, falls der Operateur kniet oder sitzt, mehr oder weniger gegen seine vordere und untere Seitengegend der Brust gerichtet sein: so beginnt er nun mit fixirtem Körper die Tractionen, die gelinde und mäfsig anfangen müssen. Zu dem Ende rotirt er die Zange kreisförmig und in sehr kleinem Raume, wobei er zugleich anzieht, und die Griffe unten nach Verhältnifs zusammendrückt: dieser Druck mufs aber sogleich nachlassen, sobald der Operateur mit den Rotationen einhält, gewöhnlich wird zwischen fünf Rotationen, die eine Traction ausmachen, eine kurze Pause gemacht, theils um der Mutter, theils um sich selbst etwas Ruhe zu geben. Ob diese Rotationen von rechts nach links, oder umgekehrt gemacht werden müssen, richtet sich nach dem Stande des Kopfs: in den meisten Fällen sucht man immer das Hinterhaupt unter den Schambogen zu bringen; es mufs die vorhergegangene Untersuchung die Art der Rotationen bestimmen, der mehr oder weniger vorhandene Raum in der einen oder andern Beckenseite u. s. w. Die Züge müssen im Anfange, besonders bei noch hoch stehendem Kopfe, ganz senkrecht gemacht werden, um den Kopf noch mehr in die Beckenhöhle hineinzuziehen, und-um keine Einkeilung des Nackens und der Schulter zu veranlassen; nur wenn der Kopf bald zum Einschneiden kommt, dann hebe man nach und nach die Griffe, und mache die Tractionen mehr horizontal.

Anm. Ist es nöthig, die gröfste Kraft anzuwenden, sei es nun bei engem Becken, oder bei sehr grofsem Kopfe, bei noch etwas hohem Stande desselben, so mache der Geburtshelfer die Tractionen im Stehen (stehende Tractionen). Er stellt sich zu dem Ende gerade vor die Gebärende hin, den einen Fufs setzt er etwas vor, um so eine recht feste Stellung anzunehmen, und übt nun die Hauptkraft seines Arms auf die Axe der Zange aus, wobei er, wenn er den rechten Fufs vorgesetzt hat, auch mit

der rechten Hand die Fügung des Schlosses so anfafst, dafs
die Zange in seiner hohlen Hand, die unter dieselbe fäfst,
zu liegen kömmt, der Daumen aber oberhalb nach den
Genitalien zu, mit seiner sogenannten Maus gerade gegen
die drehbare Axe gerichtet liegt. Diese Hand ist es nun
besonders, welche so von oben herab die höchste Kraft
anwenden kann, während die andere unten an den Griffen die Bewegungen macht. Vergl. hiezu: Fr. B. Osiander's Handbuch der Entbindungsk. 2. Bd. 2. Absh. p. 94.
No. 32. u. ff.

§. 105.

Wenn auf diese Weise der Kopf bis an die
äufsern Genitalien geleitet worden ist, so mufs der Damm
unterstützt werden. Dies kann entweder von einem Gehülfen geschehen, oder der Operateur verrichtet es
selbst. Im erstern Falle unterstützt der Gehülfe unter
dem Schenkel der Mutter durch, der Operateur vollendet die Entbindung, wobei er beim Herausleiten des
Kopfes die Zange mehr hebt, und nun sich ja nicht
übereilt, denn nur durch solch' langsames und allmähliges Operiren wird der Damm geschont. Bei der Herausleitung des Kopfs richte der Operateur nun die Zange
immer mehr in die Höhe, und zwar etwas gegen den
Unterleib der Mutter nach der einen oder der andern
Seite, so dafs der Arm derjenigen Hand, welche am
untern Theil der Griffe liegt, fast einen rechten Winkel mit der Zange bildet, und der Kopf durch das Hinüberhalten der Zange nach der Seite in den schiefen
Durchmesser gedreht wird. Wenn der Kopf so geboren ist, so nehme der Operateur die Zange ab, indem
er zwischen beide Löffel am obern Ende des Griffs
vor dem Schlosse mit dem Mittelfinger eingreift, sie
von einander entfernt, und die Zange so über den Kopf
des Kindes herüberhebt. Wenn aber der Operateur
den Damm selbst unterstützt, so geschieht dieses mit

der einen Hand, während die andere, wenn sie die Griffe noch nicht unten an den Stiefeln gefaſst hat, vom Schlosse herabgleitet, und nun allein nach den eben angegebenen Regeln die Herausleitung des Kopfes übernimmt, welches aber nur noch mit mehr Vorsicht und Genauigkeit geschehen muſs. Ist er geboren, so gleitet diese Hand hinauf über das Schloſs weg, und öffnet die Zange nach den ebenfalls schon angegebenen Regeln.

Anm. Sicherer ist immer die Unterstützung mittelst Gehülfen, die aber gut darauf eingeübt sein müssen; wo man Grund hat, für die Einreiſsung des Damms zu fürchten, lasse man daher lieber durch jene unterstützen, wenn man sich aber auf dieselben nicht verlassen kann, oder gar nur ungeübte Frauen zugegen sind, so unternehme man lieber selbst dies Geschäft, um sich hernach keine Vorwürfe zu machen.

§. 106.

Sollte es nöthig sein, die Zange früher abzunehmen, ehe der Kopf ganz herausgeleitet ist, so bedarf es dazu eines eigenen Handgriffs. Das Abnehmen der Zange kann aber einmal nöthig werden durch ihre Entbehrlichkeit da, wo man das Haupthinderniſs für die Entwickelung des Kopfes glücklich überwunden hat, und kräftige Wehen nun im Stande sind, das fernere Entwickeln des Kopfes zu übernehmen, was besonders hinsichtlich des Dammschutzes von Wichtigkeit ist: oder der Geburtshelfer merkt, daſs die Zange nachgiebt, und bei fernerem Anziehen abgleiten wird. In diesem Falle warte er das Abgleiten ja nicht ab, theils um dabei alle Verletzungen zu meiden, theils auch um den Umstehenden nicht das ärgerliche Schauspiel dieses höchst unangenehmen Auftrittes zu geben: er nehme sie lieber ab, und lege sie von Neuem an, was auch bei Queerlagen des Kopfes, wenn sich dieser nämlich nach bereits angelegter Zange und nach einigen angestellten Tractionen in den geraden Durchmesser dreht, erforderlich ist. Zu dem Ende öffnet die Hand, welche schon am Schlosse liegt, dasselbe, die Schraube zweimal um ihre Achse drehend, während die andere Hand unten am Griffe liegen bleibt. Nach dem Oeffnen fassen beide Hände die Zange unten an den Stiefeln so an, dafs der Daumen oben, die beiden Finger aber unten zu liegen kommen, heben die Zangenlöffel aus ihrer Fügung und nun gleitet zuerst die rechte Hand am Griffe des weiblichen Löffels hinauf bis dahin, wo sich die inclinirten Flächen befinden, fafst diesen Löffel eben so an, wie es beim Einbringen geschehen ist, und zieht ihn langsam heraus, den Griff allmählig nach dem linken Schenkel der Mutter richtend. Ein gleiches geschieht umgekehrt mit dem männlichen Löffel, der so lange von der linken Hand unten auf die beschriebene Weise gehalten wird, bis der andere entfernt ist. Die Richtung des Herausziehens geschieht hier nach der entgegengesetzten Seite.

Anm. Das Abgleiten der Zange charakterisirt sich durch ein eigenthümliches Geräusch, so wie durch ein Nachgeben des Instruments beim Anziehen, die Zange wird gleichsam länger: das Gefühl sagt uns, wie lose der Kopf gehalten wurde, und dafs es Zeit sei, um dem ärgerlichen Abgleiten vorzubeugen, dieselbe lieber abzunehmen. Nach Wigand rührt jenes Geräusch, am häufigsten in der linken Seite des Beckens bemerkbar, von dem Ueber- oder Abgleiten des vordern oder obern Rahmens vom weiblichen Zangenfenster über oder von der linken Seite der Hinterhauptsnath her, in der sich das Zangenfenster festgesetzt hatte. S. dess. Geburt des Menschen. 2r Theil. pag. 410.

§. 107.

Will der Operateur an der Seite der Gebärenden sitzend oder stehend die Zange anlegen, so lasse er sich das Bett, in welchem jene auf dem Geburtskissen gelagert ist, etwas von der Wand abrücken, damit es von beiden Seiten zugänglich wird, ein Rath, den man bei jeder Entbindung, wobei die Gebärende in ihrer ursprünglichen Lage bleibt, befolgen sollte, und schreite nun zur Anlegung der Zange, wobei folgende Modificationen zu beobachten sind: der Operateur tritt auf diejenige Seite des Betts, welche der Mutterseite entgegengesetzt ist, in welche er den ersten Löffel einzubringen beabsichtigt. Er würde also auf der linken der Mutter stehen, wenn er den ersten Löffel in die rechte Seite einbringen wollte. Der weibliche Löffel wird demnach auf die angegebene Weise mit der rechten Hand gefaßt; die linke geht nach den beschriebenen Regeln in die Scheide zwischen Kopf und Muttermund rechter Seits ein und nun wird von oben herab der Löffel angesetzt, zwischen Zeige- und Mittelfinger und dem Kopfe des Kindes eingesenkt und fortgeschoben. Wird bei weiterm Fortschieben der Zange die §. 101. beschriebene Weise, den Löffel zu halten, unbequem, so wechsle man die Stellung der Finger am Schlosse so, daß mit nach oben gekehrtem Rücken der Hand der Daumen an die äußere Fläche des Griffs, die beiden andern Finger dagegen an der innern Fläche die Stelle einnehmen, welche früher der Daumen inne hatte. Ist der Zeitpunkt da, daß der Zangenlöffel mehr hinaufgeschoben werden muß, so geht die eingegangene Hand (hier die linke) heraus, faßt den Löffel unten an den Griffen, und verrichtet so das Hinaufschieben, während die andere Hand, (die rechte) am Schlosse liegen geblieben ist. Der so eingebrachte Löffel wird nun von einem Gehülfen, der auf der linken Seite stehend, unter dem Schenkel durchgreift, unverrückt unten am Stiefel gehalten. Der Operateur tritt nun auf die rechte Seite, und legt den männlichen Löffel, den er nun mit der linken Hand hält, auf der linkerseits eingegangenen rechten Hand anf dieselbe Weise an, wie oben angegeben wurde. Die Zange wird nun geschlossen, während die linke Hand von oben herab unten die Griffe zusammenhält und auch später hier liegen bleibt: die rechte Hand, welche das Umdrehen der Schraube zu besorgen hat, legt sich nach geschehener Schliefsung so an das Schlofs, dafs der Zeigefinger und Daumen die Schraube zwischen sich haben, die drei andern Finger aber unterwärts vertheilt sind: der Rücken dieser Hand ist dabei gegen die Genitalien der Gebärenden gekehrt. Auf diese Weise werden nun die Tractionen in der eben beschriebenen Art vorgenommen, während welcher der Operateur nach Umständen sitzen oder stehen kann. Ist es Zeit, den Damm zu unterstützen, so übernimmt die am Schlosse liegende Hand (hier also die rechte) dieses Geschäft, während die unten liegende behutsam den Kopf entwickelt, die Zange allmählig erhebt und so den Damm vor jeder Einreifsung beschützt. — Steht der Operateur auf der linken Seite der Mutter, so bleiben alle angegebenen Handgriffe zur Schliefsung der Zange, Entwickelung des Kopfes und Unterstützung des Damms dieselben, nur dafs dann hier das Verhältnifs der anzuwendenden Hände ein umgekehrtes ist, als das eben angegebene.

Anm. 1. Es richten sich diese Handgriffe nach der Beschaffenheit der Zange: es wird z. B. bei der Boer'schen Zange das Einbringen bedeutend leichter sein, da die Construction des Schlosses bei ihr eine andere ist, als bei der v. Siebold'schen, von welcher im §. die Rede ist. Bei der Boer'schen und bei jeder andern, an welcher die hervorragende Axe fehlt, können beide Hände

Behufs der Tractionen, von oben herab nebeneinander liegen.

Anm. 2. Bei sehr grofser Uebung kann man auch, immer nur auf einer Seite stehen bleibend, die ganze Anlegung der Zange besorgen. Man mufs nur die Regel beobachten, dafs man die Hand, auf welcher der Löffel für die dem Operateur zugekehrte Seite eingebracht werden soll, unter dem Schenkel einführt. Stein giebt in seiner Lehre der Geburtsh. 2. Theil. 4. Kapitel „Von der Application der Zange pag. 394. u. ff." eine von der hier angegebenen ganz abweichende Art, die Zange in der Seitenstellung des Geburtshelfers zu appliciren. Steht nach seiner Angabe der Operateur z. B. zur rechten Seite des Bettes, so wird der Arm des Instruments, welcher in die rechte Seite der Mutter gehört, erst in die linke Seite derselben eingebracht, wobei die Beckenkrümmung an der Zange nach den Genitalien hinstehe, damit hernach die Zange in der rechten Seite erst ihre gehörige Richtung erhalte, und nun erst wird dieser Arm unter dem Kopfe über dem Kreuzbeine hin in die andere Seite geschoben. Nun kömmt der zweite Arm für die linke Seite, der nun auf die gewöhnliche Weise, wobei natürlich der Operateur seine Stellung nicht verändert, eingebracht wird. „Dieses Einschieben beider Arme in einer Seite und also das Herüberschieben des einen Blatts aus der einen in die andere Seite, war schon ein von Levret und Stein d. ält. gelehrtes Verfahren, allein es hatte einen andern Zweck. Es sollte dies nämlich für die Fälle dienen, wo durch den festen Antrieb des Kopfs gegen eine Seite des Beckens vor der andern, und also bei etwa so beengtem Raume, dafs ein Blatt nicht geradezu anzubringen wäre, der allmählige Uebergang aus dem weitern in den engern Raum ihm seinen Platz gleichsam müfste erschleichen lassen." Vergl. Stein am angef. Ort. §. 661.

§. 108.

Bis jetzt haben wir uns mehr mit den allgemeinen Regeln, welche bei jeder Zangenoperation zu befolgen sind, beschäftigt: es mögen jetzt einige besondere Regeln für specielle Fälle folgen, welche gewisse Abänderungen und Modificationen erfordern. — Weicht der Kopf von der Führungslinie des Beckens ab, ist er nach der einen oder der andern Seite gerichtet, und konnte dieser Schieflage nicht durch eine zweckmäfsige Lage abgeholfen werden, keilt sich im Gegentheil der Kopf immer mehr ein, so wird zur Anlegung der Zange geschritten. Dabei bringe man den ersten Löffel in diejenige Seite ein, nach welcher der Kopf schief hingerichtet steht, was freilich mit gröfserer Schwierigkeit verbunden ist. Allein man wird ihn schon auf diese Weise etwas aus seiner schiefen Lage mehr herausbringen, und das Anlegen des zweiten Löffels wird bei weitem nicht so erschwert sein. Die Tractionen werden immer von der Seite, wohin der Kopf gerichtet ist, anfangend, nach der entgegengesetzten gemacht, um den Kopf mehr in die Führungslinie des Beckens hineinzuziehen.

Anm. Ueber den Werth der Methode, bei solchen Fällen den einen Zangenlöffel in die entgegengesetzte Seite einzubringen, und ihm dann nach unterwärts eine Wendung in die andere Seite zu geben, vergl. El. v. Siebold's Lehrb. der prakt. Entbindungsk. §. 488. Beschrieben ist dies Verfahren zugleich im vorigen §. in der 2ten Anmerk.

§. 109.

Ist es durchaus nöthig geworden, die Zange so anzulegen, dafs die Löffel derselben theils das Hinterhaupt, theils die Stirne gefafst haben, wobei also der Kopf eine Queerlage hat (die manchmal nur dann erkannt wird, dafs nach angelegter Zange die Griffe unten ungewöhnlich weit auseinander stehen), wobei man, wenn man die Queerlage vorher richtig diagnosticirt hat, den ersten Löffel an das Hinterhaupt zu bringen hat (von Froriep will das Gegentheil. S. dess. Handbuch §. 488.), so gebe man den Tractionen eine solche Richtung, dafs der Kopf mit dem Hinterhaupte sich etwas mehr nach vorne dreht, was indessen mit der gröfsten Behutsamkeit und Vorsicht geschehen mufs. Ist das geschehen, so nehme man nach den Regeln des §. 106. die Zange wieder ab, und lege sie im erforderlichen Falle von neuem an, wo sie dann mehr an die Seitentheile des Kopfes gelangen wird: in einzelnen Fällen genügt oft, dafs man diese Queerlage gehoben hat, und nun ist die Natur im Stande, die Geburt durch eigene Thätigkeit zu vollenden.

Anm. Leitet man den vorher queergelagerten Kopf mit der Zange heraus, so mufs in diesem Falle der Damm besonders unterstützt werden, da diese fehlerhafte Lage doch nicht ganz gehoben wird, mithin der Damm durch das Eintreten des Kopfs mit seinem gröfsern Durchmesser noch mehr gefährdet wird.

§. 110.

Mufs die Zange bei einer Gesichtsgeburt angelegt werden, so überzeuge man sich vorher genau, wohin das Kinn, und nach welcher Seite die Stirne gerichtet ist. Steht das Kinn nach vorne, der Scheitel dagegen mit der Stirne mehr dem Kreuzbeine zu, ist es also die gewöhnlichere Lage, so bringe man das Gesicht durch vorwärts gerichtete Rotationen ganz nach dem Schambeine hin, und nun richte man die Tractionen mehr abwärts, um den Scheitel mit der Stirne hinten herabzubringen, und Einkeilung des Nackens zu verhüten. Dabei mufs der Damm wieder sehr vorsichtig behandelt werden. — Steht dagegen der Scheitel mit der Stirne nach den Schambeinen, und das Kinn nach hin-

hinten, so muſs vor allem der Kopf erst wieder ganz in die Beckenhöhle herabgeleitet werden, zu welchem Ende die Zange schon beim Anlegen mehr gesenkt, und hernach die Richtung der Traktionen ebenfalls sehr nach unten gemacht werden muſs. Nur auf diese Weise wird das frühere Herabgetriebenwerden des ausgedehnten Halses verhütet.

Anm. Stein und Saxtorph wollen in diesem Falle die Zange mit einem Bande anwenden, dieses soll nach unten angezogen werden, während mit der Zange vorwärts operirt wird. Vergl. El. v. Siebold's Lehrb. der prakt. Entbindungsk. §. 491.

§. 111.

Ist der Kopf mit dem Gesichte nach vorne oder nach den Schambeinen gerichtet, so muſs hier gleichfalls die Zange sehr gesenkt eingeleitet werden, desgleichen müssen die Rotationen bedeutend nach abwärts gerichtet sein. So wird dann das Kinn von der Brust entfernt und allen Nachtheilen, als Einkeilung des Nackens oder der Schulter, vorgebeugt. Einer eigenen Zange mit starker Dammkrümmung bedarf es in diesem Falle nicht, wenn man nur die Regel beobachtet, die Zange recht gesenkt einzuführen.

Anm. Sollte bei einer neben dem Kopfe vorgefallenen Extremität, z. B. einer Hand, die Anlegung der Zange nöthig werden, so versuche man, falls diese Hinderniſs macht, dieselbe gegen die Kreuz- und Hüftbeinverbindung zurückzubringen, wodurch die Anlegung der Zange hinlänglich erleichtert wird. Sehr oft wird indessen das Zurückbringen der Hand gar nicht nöthig sein, sondern der Kopf wird sich ohne Schwierigkeit an ihr vorbei extrahiren lassen. Wenn freilich der Kopf sehr tief mit den obern und untern Extremitäten eingetreten, die Wendung unmöglich ist, dann wird die Anlegung der Zange unendlich viel Schwierigkeit machen, und das Leben des Kindes gewiſs auf's Spiel gesetzt. Wie selten indessen ein solcher Fall ist, sieht man aus Baudelocque's Berichte, nach welchem unter 17,499 Geburten sich nur einmal beide Füfse mit dem Kopfe darboten.

§. 112.

Ist das Kind mit den Füfsen voraus geboren, macht der Kopf des Kindes zuletzt Schwierigkeit, und die Anlegung der Zange nothwendig, so verfahre man dabei auf folgende Weise: Der Rumpf des Kindes werde mit den Armen in ein vierfach zusammengelegtes, wohl erwärmtes Tuch gebracht, welches an den nach oben gerichteten Zipfeln von einem Gehülfen wohl gehalten werden mufs, der mittelst desselben das Kind in die Höhe und jedesmal nach der entgegengesetzten Seite, als wo die Löffel eingeführt werden, hält, wobei er zugleich den Rumpf des Kindes mit der Hand unterstützen kann. Der Geburtshelfer bringe nun nach den angegebenen Vorschriften die Zange ein, beobachte aber hiebei die Regel, die Löffel ja recht gesenkt einzuführen, wenn der Kopf schon sehr tief ins Becken herabgebracht ist. Die Zange wird nun unter dem Rumpfe des Kindes geschlossen, und die Tractionen mit Unterstützung des Mittelfleisches unternommen. Man mache die Rotationen mit der gehörigen Behutsamkeit, und der Gehülfe, welcher den Rumpf unterstützt, mufs diesen allmählig dabei erheben, sich jedoch vor allem starken Ziehen hüten.

Anm. Wenn bei nach oben gerichtetem Gesichte das Anlegen der Zange nothwendig wird, so räth v. Froriep: „die Zange so einzubringen, dafs das Schlofs und die Griffe derselben über dem Kindeskörper liegen; indem sonst die, der Beckenkrümmung der Direktionslinie des Beckens entsprechenden, Löffel den Kopf nicht gut fassen und halten können." S. dess. Handbuch der Geburtshülfe. 8te Ausg. §. 482. pag. 454.

§. 113.

Die Anlegung der Zange endlich bei vorliegendem Steifse erfordert kein eigenthümliches Manuel, sondern die Einbringung der einzelnen Löffel geschieht mit Beobachtung aller derjenigen Regeln, die bei vorliegendem Kopfe gelten. Empfohlen werden dazu Zangen mit geringer Kopfkrümmung, als die gerade Zange von Smellie, die von Levret, oder auch El. v. Siebold's sogenannte Steifszange, die sich von seiner andern dadurch unterscheidet, dafs sie geringere Kopfkrümmung hat, und auch etwas kleiner ist. Hat man nun den Steifs so weit mit der Zange entwickelt, dafs man ihn mit den Zeigefingern und den Daumen so fassen kann, wie es §. 80. angegeben ist, so nehme man die Zange ab und vollende die Extraction auf die in dem eben angeführten §. beschriebene Weise.

Anm. Vergl. über die Anleg. der Zange bei vorliegendem Steifse El. v. Siebold's Lehrbuch der prakt. Entbindungsk. §. 411. u. d. folg.

Fünftes Kapitel.

Von den Nachgeburtsoperationen.

§. 114.

Die Nachgeburt, zu welcher auch noch nach der Geburt des Kindes, und wenn dieses von dem Nabelstrange abgeschnitten ist, wie §. 55. angegeben wurde, der an der Placenta befindliche Theil des Nabelstrangs gerechnet werden mufs, wird entweder von der Natur selbst aus der Gebärmutter getrieben, und es bedarf dann in diesen normalen Fällen nur von Seiten des Geburtshelfers der Wegnahme aus der Scheide (§. 56.), oder es erscheinen auch bei diesem Geschäfte mancherlei Anomalien, die dann eine eigene Behandlung erfordern: diese mufs in einem Falle schon vor der

Geburt des Kindes eintreten, wenn nämlich die Placenta auf dem Muttermunde festsitzt (Placenta praevia). Uebrigens gehören die Nachgeburtsoperationen nicht zu den leichtesten und günstigsten in Beziehung auf die Prognose für die Mutter; wenn sie auch nicht lebensgefährlich sind, so hat man es doch mit Subjekten zu thun, die durch vorhergegangene Blutflüsse, anstrengende Geburt u. s. w. meistens sehr geschwächt sind, und es bleibt immer die Aussicht auf ein minder glückliches Wochenbett. Aufserdem erfordern diese Operationen sehr viel Uebung, man hat oft vorher den fest zusammengezogenen Muttermund zu überwinden, ehe man zur Placenta selbst gelangt, und selbst dann stellen sich noch viele Hindernisse in den Weg, welche unser Handeln sehr erschweren.

Anm. Wie die Geburt des Kindes in die normale, und in die von der Norm abweichende zerfällt, so finden wir dasselbe Verhältnifs auch wieder bei den Nachgeburten, welche Geburtsperiode also wieder einen kleinen Act für sich bildet, und oft gar nicht mit dem erstern zusammenhängt. Dafs indessen durch eine vernünftige Behandlung dieser letzten Geburtsperiode in den bei weitem meisten Fällen die Normalität nicht gestört wird, ist gewifs, und es gilt hier die alte ars curandi exspectatione. Ich habe so manche Nachgeburtsoperation nöthig werden gesehen, dafs Hebammen gleich nach der Geburt des Kindes auch die Nachgeburt wegnehmen wollen, was sie auch noch auf die ungeschickteste Weise zu vollbringen suchen, an dem Nabelstrange mit Gewalt ziehen, der dann gewöhnlich abreifst, und so Contractionen des Uterus, Blutflüsse, und zuletzt dem herbeigerufenen Geburtshelfer eine ungemein schwere Arbeit verursachen. Man mufs es sich daher zum Grundsatze machen, nie eher an die Wegnahme der Placenta zu denken, wenn nicht gefährliche Zufälle dazu vor der Zeit zwingen, als bis dieselbe in der Scheide, und die Kugelform des Uterus von aufsen fühlbar ist.

§. 115.

Die Nachgeburtsoperationen zerfallen am besten in folgende:

1) In das Wegnehmen der bereits losgetrennten Placenta bei abgerissener Nabelschnur, als den leichtesten Fall.

2) In die künstliche Lostrennung der noch nicht losgetrennten Placenta.

3) In die Wegnahme derselben bei ihrer Incarceration im Grunde der Gebärmutter.

4) In die Behandlung der Placenta praevia.

Diese Operationen werden alle mit der Hand verrichtet, gehören also zu den manuellen; die zu solchen Zwecken angegebenen Instrumente, als die Nachgeburtszangen von Levret, Fr. B. Osiander, Boer u. s. w., so wie der Nachgeburtslöffel von Stark, den er an dem Ende seines Hebels angebracht hat, sind entbehrlich.

Anm. Vergl. Fr. B. Osiander's Handbuch der Entbindungsk. 2. Bd. 2. Abth. §. 50.

§. 116.

Ist die Nabelschnur abgerissen, ehe noch die Placenta herausbefördert ist, wobei aber dieselbe bereits von ihrer Verbindung mit der Gebärmutter sich losgetrennt hat, Fälle, die bei sehr dünnem Funiculus, bei sehr starkem Ziehen u. s. w. vorkommen, so bleibt weiter nichts übrig, als mit der konisch gefalteten Hand, deren Rückenseite mit Salbe bestrichen ist, einzugehen, sich hinter die Placenta, den Rücken der Hand nach hinten gekehrt, zu setzen, diese mit den Fingern zu fassen, wobei der Daumen und der kleine Finger zur Seite, die drei andern Finger aber nach hinten zu liegen kommen. Man rotirt nun in spiralförmiger Drehung die auf diese Weise so fest angefafste Placenta heraus, und halte dabei die Hand immer im kleinsten Durchmesser.

§. 117.

Ist die künstliche Lösung der Placenta im Fundus uteri erforderlich, so hat man vor allem zu untersuchen, in welcher Seite dieselbe angeheftet sei, da sich darnach die Wahl der einzugehenden Hand richten muſs. Für die rechte Seite paſst die linke, und umgekehrt für die linke Seite die rechte Hand. Nur wenn die Placenta an der hintern oder vordern Wand des Uterus adhärirt ist, dann macht es keinen Unterschied, ob man sich der rechten oder linken Hand bedient. Ist die Nabelchnur noch vorhanden, so dient diese der eingehenden Hand als Leiter, und diese geht nun bis an den Ort der Einpflanzung des Mutterkuchens, und fängt nun an mit ihrer Schneide den Rand, welcher bereits etwas gelöst ist, loszutrennen: das Losgetrennte wird umgeschlagen, gleichsam eingerollt, und nun weiter getrennt, bis endlich der ganze Mutterkuchen los ist, und so eingeschlagen nun nach den Regeln des §. 116. gefaſst und herausgeführt werden kann. Sehr erleichtert wird das Geschäft dadurch, daſs die andere Hand von auſsen den Uterus unterstützt, besonders wenn er etwa schief gelagert ist. — Ist der Mutterkuchen an der vordern Wand der Gebärmutter festsitzend, so reicht der Daumen zur Verrichtung des angegebenen Handgriffs aus, da die andern Finger hier nicht recht ankommen können.

Anm. Man besichtige stets die herausgenommene Placenta, um zu erforschen, ob man auch nichts zurückgelassen habe: ist das Zurückgelassene sehr schwer loszutrennen, so sei man unbesorgt, die Natur stöſst es schon mit dem Lochialflusse von selbst ab; die Politik des Geburtshelfers erfordert aber, es den Leuten zu sagen, daſs noch etwas erfolgen würde. Ich sah in einem solchen Falle, wo ich die künstliche Lösung der Placenta unternehmen mufste, nach drei Tagen erst noch ein Stück Nachgeburt von der Gröfse eines Borsdofer Apfels mit den Eihäuten abgehen, ohne dafs die Frau die mindesten Beschwerden von dem zurückgebliebenen Stücke gehabt hätte.

§. 118.

Sitzt die Placenta vollkommen auf dem Muttermunde auf, und es kömmt die Zeit, dafs künstliche Hülfe eintreten mufs, so ist es vor allem nothwendig, den noch nicht hinlänglich ausgedehnten Muttermund zu erweitern, es tritt also das sogenannte Accouchement forcé ein. Zu dem Ende untersuche man erst, wie weit der Muttermund geöffnet ist, und findet man diese Oeffnung von der Art, dafs man mit einem Finger eindringen kann, so bringe man nach und nach den zweiten mit ein, dehne ihn nun nach allen Richtungen aus, bis man die beiden andern Finger auch noch einführen kann. Man trennt hierauf den Mutterkuchen in derjenigen Seite, wo man zu den Füfsen des Kindes gelangt, los, indem man sägeförmig sich zwischen dem Muttermund und dem ansitzenden Rande der Placenta einen Weg bahnt, und das Losgetrennte in die entgegengesetzte Seite schiebt, und dann nimmt man die Entwickelung des Kindes vor.

Anm. Man hat früher bei der Placenta praevia die Regel gegeben, den Mutterkuchen zu durchbohren, und so die Entbindung zu vollenden, was jedoch keine Nachahmung verdient. — Eben so wenig nehme man die Erweiterung des Muttermundes mit Instrumenten vor, zu welchem Zwecke Fr. B. Osiander sein Ausdehnungswerkzeug und die alte Schule ihre Specula uteri angegeben hat. (S. Fr. B. Osiander's Handbuch. 2. Bd. 2te Abth. §. 60. u. d. f.). Die Finger genügen hinlänglich, und das Gefühl in ihnen ist durch nichts zu ersetzen. —

Uebrigens muſs hiebei alles wegen des heftigen Blutflusses schnell vor sich gehen.

Vergl. meinen Aufsatz in dem encyclopaed. Wörterbuche der medicinischen Wissenschaften. 1. Bd. Berl. 1828. Artikel: Accouchement forçé. pag. 218.

§. 119.

Ist der Mutterkuchen im Grunde der Gebärmutter incarcerirt, so muſs man mit der konisch gefalteten Hand längs der Nabelschnur (Falls diese nicht abgerissen ist) eingehen bis an diejenige Stelle des Uterus, welche sich krampfhaft über die Placenta zusammengeschnürt hat, und diese nach den angegebenen Regeln des Accouch. forç. zu erweitern suchen, bis man mit der Hand durchkann, und nun die Placenta loszutrennen und herauszunehmen im Stande ist. Es ist dies eine der schwersten Operationen, kommt indessen zum Glück nur selten vor.

Anm. Vergl. W. J. Schmitt über den herrschenden Lehrbegriff von Einsackung des Mutterkuchens, in dess. gesammelt. obstetr. Schriften. Wien 1820. 8. pag. 409.

Daſs in solchen Fällen die medicinische Hülfe nicht fehlen darf, versteht sich von selbst.

Eine ziemlich vollständige Literatur über alle Nachgeburtsoperationen findet man bei v. Froriep. S. dess. Handbuch der Geburtsh. 8. Ausg. Zwölftes Kapitel. „Von der Wegnahme und Lösung des Mutterkuchens. pag. 509.

Sechstes Kapitel.

Von den Operationen, welche die Anwendung scharfer Instrumente erfordern.

§. 120.

Wenn wir in den vorigen Kapiteln mehr die Ergebnisse und Resultate der neuern, für beide Individuen schonender verfahrenden Geburtshülfe kennen gelernt haben, so treffen wir hier zum Theil mit dem ältern Zustande unserer Kunst zusammen, welcher freilich nicht viel Erfreuliches darbietet; und ist es nur der Kaiserschnitt, welcher sich über die andern kindertödenden Operationen erheben kann, indem bei seiner Ausübung doch wenigstens der Zweck fest stand, beide Individuen zu erhalten. Die Wendung auf die Füfse ist zwar mit der Sectio caesarea an Lebenden so ziemlich gleich alt, hat jedoch seit dieser Zeit so viele Abänderungen und Vervollkommnung erfahren, dafs wir sie wohl als eine neuere Operation ansehen können. Dagegen stehen Embryotomie, und die zu häufig früher angewendete Perforation als traurige Denkmäler der alten Zeit da, und es sind besonders diese Operationen, denen der Abscheu vor der alten Geburtshülfe gilt. Selbst der Kaiserschnitt ist in sofern nicht frei von diesem Tadel, als er in frühern Zeiten gar zu oft verübt wurde, und Scipio Mercurius im Jahre 1604 von ihm erzählte, er sei damals in Frankreich so allgemein verübt worden, als in Italien das Aderlassen beim Kopfweh.

Anm. Dafs auch die neuere Zeit von dem Vorwurfe des zu häufig und gewifs oft ohne Noth verübten Kaiserschnitts nicht frei sei, darüber vergl. J. Fr. Osiander's Anzeigen u. s. w. §. 106. pag. 199., wo namentlich Baudelocque's Aufzählung der seit dem Jahre 1750 vorgefallenen Kaisergeburten Erwähnung geschieht. Vermochte doch dieses falsche Bedürfnifs nach einer solchen Operation die Franzosen zur Erfindung des Schambeinknorpelschnitts bei (freilich oft vermeintlichen) engen Becken, so wie die Engländer zur Empfehlung und Ausübung der künstlichen Frühgeburt.

§. 121.

Mit Recht hat man die Synchondrotomie, oder das künstliche Trennen des Schoofsknorpels, um die Bekkenhöhle zu erweitern, und für einen zu grofsen Kindskopf auf diese Weise den Durchgang möglich zu machen, jetzt wieder verlassen, da sie keineswegs den Kaiserschnitt, welchen sie ersetzen soll, entbehrlich macht, da sie mit eben der Gefahr eines unglücklichen Ausgangs verbunden ist, und ihr selbst dann, wenn die Mutter am Leben bleibt, mancherlei üble Zufälle folgen, welche letzterer ein sieches Dasein bereiten. Ob es eintreffen wird, was ein neuerer Geburtshelfer in Bezug auf diese Operation schreibt, man werde dereinst wieder (wenn die Periode der sogenannten künstlichen Frühgeburt vorüber sein wird) die Aufmerksamkeit der deutschen Geburtshelfer auf die Synchondrotomie gerichtet finden, steht sehr zu bezweifeln, da es sich mit dem festen Charakter unserer Landsleute nicht verträgt, dasjenige, was sie einmal mifsbilligend verdammt haben, später wieder aufzunehmen.

Anm. 1. Sigault in Frankreich war der erste, welcher die Synchondrotomie im Jahre 1768 der Academie der Chirurgie zu Paris zur Vermeidung des Kaiserschnitts an Lebenden vorschlug; die Sache ward zur Entscheidung an Peter Camper geschrieben, der sogleich Versuche an Leichnamen und an Schweinen machte, und sich für diese Operation erklärte. Im Jahre 1777 den 2ten October machte Sigault den Schoofsknorpelschnitt unter Beistand des Dr. Leroy an einer bucklichten Person, die schon viermal wegen engem Becken, das in der Linea conjugata nur dritthalb Zoll Weite hatte, von Sigault entbunden war, brachte ein lebendes Kind zur Welt, und verschaffte so seinem Vorschlage Eingang bei denjenigen, welche sich so gerne durch das Neue blenden lassen, nur einseitig über dasselbe urtheilen, und oft nur die Ehre und den Ruhm vor Augen haben, unter die Ersten zu gehören, die eine so kühne Operation unternommen, unbekümmert um die Folgen und um den unglücklichen Ausgang ihres Wagnisses. — So ward in Frankreich von dieser Zeit an die Synchondrotomie auf die leichtsinnigste und oft rohste Weise verübt, man liefs sich dabei gar nicht durch bestimmte Indicationen leiten, bekümmerte sich wenig um die Weite des Beckens, sondern schnitt in's Blaue hinein, als hätte man immer noch die Gattung von Thieren vor sich, an denen Camper seine Versuche machte. Daher kam es denn auch, dafs in einem Falle, in Paris, gerade als man Behufs dieser Operation die Instrumente zurecht legte, das Kind ohne alle Hülfe von selbst geboren wurde. In einem andern Falle mufste nach fruchtlos gemachter Synchondrotomie noch der Kaiserschnitt unternommen, und durch diesen erst das Kind lebend zur Welt befördert werden. Vergl. hierüber Fr. B. Osiander's litterär. und pragmat. Geschichte der Entbindungsk. p. 431. u. d. folg. — In Deutschland ward die Operation zuerst von meinem Grofsvater, Carl Casp. Siebold, im Jahre 1778 den 4ten Februar in Würzburg unternommen, und wenn auch gleich der Zweck, ein lebendes Kind zu erhalten, wegen früherm Absterben desselben im Mutterleibe nicht erreicht wurde, so ward doch die Mutter glücklich am Leben erhalten, gebar nach 3 Jahren ein lebendes Kind, erreichte ein sehr hohes Alter, und verrichtete ihre Feldarbeiten u. s. w. in ihrem 63sten Jahre eben noch so gut, als wenn sie erst 42 Jahre alt gewesen wäre. S. El. v. Siebold's Lucina. 2. Bd. 1. St. pag. 119. Bemerkt mufs hier noch werden, dafs die eben gegebene Notiz aus dem Jahre 1804 sich herschreibt, mithin Fr. B. Osiander's Urtheil über den Ausgang dieser Operation, welches er nach einer im Jahre 1779 erschienenen Schrift von Weidmann: „Comparatio inter sectionem caesaream et dissectionem cartilaginis etc." gefällt hat, ungültig geworden ist. S. Osiander's Handbuch. 2. Bd. 2. Abth. pag. 466. Das höchst merkwürdige Becken dieser Person, die erst viele Jahre nach der Operation gestorben ist, befindet sich in der Sammlung meines Vaters. — Bald indessen kam man von dieser Operation zurück, und es sind jetzt meistens die Holländer, welche derselben huldigen, und hierin gewifs noch die grofse Auctorität ihres Camper's ehren. Vergl. El. v. Siebold's Journal. 1. Bd. 3. St. pag. 502. — Unter den Franzosen ist es nur der einzige Ant. Dubois, welcher die Synchondrotomie jetzt noch in Schutz nimmt, und sie noch neuerdings gemacht hat.

Vergl. J. Fr. Osiander's Anzeigen u. s. w. §. 108. u. die folg., wo auch drei neue Operationen, in Italien verübt, aufgezählt werden.

Anm. 2. Aus der Sammlung meines verewigten Grofsvaters, Jac. Christ. Schäffer in Regensburg, liegt eine silberne Münze von der Gröfse eines Achtgroschenstücks vor mir, welche in Paris auf das Andenken der ersten Sigault'schen Operation geschlagen wurde. Auf der einen Seite steht folgende Inschrift:

Sectio
Symphys. oss. pub.
Lucina nova
1768
invenit proposuit
1777
fecit feliciter
J. R. Sigault D. M. P.
Juvit
Alph. le Roi
D. M. P.

Auf der andern Seite ist das Bildnifs des damaligen Decans der medic. Facultät geprägt, mit der Ueberschrift: Joan. Car. Desessartz. Ling. Fac. Med. P. Dec. Ich finde diese Münze in dem überaus reichhaltigen Verzeichnisse des Herrn Geheimen Raths Dr. Rudolphi „Index numismatum in virorum de rebus medicis vel physicis meritorum memoriam percussorum. Berol. 1825. 8." nicht aufgeführt, dagegen ihrer Fr. B. Osiander in seiner Geschichte der Entbindungskunst pag. 437. erwähnt.

§. 122.

Die Engländer suchten um dieselbe Zeit, als in

Frankreich die genannte Synchondrotomie die Geburtshelfer beschäftigte, sowohl diese, wie die Sectio caesarea entbehrlich zu machen durch die sogenannte künstliche Frühgeburt (Partus praematurus artificialis, Accouchement provoqué, wie sie Schweighäuser zum Unterschiede von Acc. forcé, mit welcher man sie ja nicht verwechsle, nannte). Es ist nämlich darunter diejenige Entbindung verstanden, bei welcher das allmählige Abfliefsen des Fruchtwassers nach Durchbohrung der Eihäute von dem Geburtshelfer bewirkt wird, und auf diese Weise vor dem naturgemäfsen Ende der Schwangerschaft (also bei noch kleinem Kinde) Wehen hervorgebracht werden, worauf dann von selbst die weitern Vorbereitungen der Geburt sich einstellen, das Verstreichen des Mutterhalses, das Eröffnen des Muttermundes und die Austreibung des Kindes von der Natur erfolgt. Im Jahre 1756 berathschlagten sich mehrere Aerzte Londons über die Vortheile und moralische Richtigkeit dieser Operation, und das Resultat dieser Consultation war eine allgemeine Billigung der künstlichen Frühgeburt. So endete auch der erste Fall unter der Leitung des Dr. Macaulay ganz glücklich, wie uns Denman berichtet, der wohl einer der ersten ist, welcher uns in seiner „Introduction to the practice of midwifery" Nachricht davon gab, sie auch mehr als zwölfmal mit Glück unternommen hat. In Frankreich fand die Operation fast gar keinen Eingang, und in unserm Vaterlande ward sie von Verschiedenen auch verschieden beurtheilt; man prüfte, entschied sich dafür, dagegen, oder stand als unbefangener Zuschauer da, und erwartete das Nähere von der Zeit. So ist es fast noch bis auf den heutigen Tag mit der Beurtheilung dieser Operation geblieben, man empfiehlt dieselbe immer noch der nähern Prüfung klinischer Anstalten, und es liegt gewifs gerade in diesem Zweifeln und in dem Wunsche, noch recht viele Resultate über dieses höchst wichtige Verfahren zu erhalten, ehe man sich demselben unbedingt hingeben will, schon eine sehr feine Beurtheilung desselben.

Anm. In Berlin hat man ebenfalls Versuche über die künstliche Frühgeburt gemacht; in den beiden geburtshülflichen Anstalten der Universität und des Charité-Krankenhauses haben die Vorstände, Herr Medicinalrath Kluge und mein Vater, die Operation verübt, und zwar sind die Erfolge von der Art gewesen, dafs sie keineswegs zu den ungünstigsten gerechnet werden können. Kluge hat vom Jahre 1821 bis 1824 zwölf künstliche Frühgeburten veranlafst, deren ausführliche Geschichten in Dr. Betschler's Beiträgen zur Lehre über die künstliche Frühgeburt in Mende's Beobachtungen und Bemerkungen 3. Bändchen pag. 26. enthalten sind: die sechs Fälle des Jahrs 1824 sind in El. v. Siebold's Journale 6. Bd. 2. St. verzeichnet, und drei der neusten Fälle des Jahrs 1826 hat ein Schüler Kluge's: Fr. Schelle, in seiner Dissertation de partu arte efficiendo. Berol. 1827. mitgetheilt, in welcher Schrift auch Kluge's Verfahrungsweise genau angegeben ist. — Mein Vater machte indessen schon 1819 in der Anstalt der Universität die erste künstliche Frühgeburt an einer Schwangern, deren Beckenconjugata der mittlern Apert. $2\frac{1}{4}$ Zoll betrug. Er vermochte damals einen seiner Schüler, diesen Fall in seiner Dissertation bekannt zu machen. S. Harras de partu per paracentesin ovi tempestive eliciendo. Berol. 1819. Die noch später unternommenen drei Frühgeburten sind theils in: „Kelsch diss. de partu arte praematuro. Berol. 1824. 4." theils in den einzelnen Berichten in El. v. Siebold's Journale beschrieben. Siehe 3. Bd. 3. St. pag. 407. 4. Bd. 2. St. pag. 267. und 311. 5. Bd. 1. St. pag. 17.

Vergl. C. Wenzel, allgemeine geburtshülfliche Betrachtungen und über die künstliche Frühgeburt. Mainz 1818. 4.

Reisinger die künstliche Frühgeburt als ein wichti-

ges Mittel in der Entbindungskunst und vorzüglich ein
Beitrag zur Charakteristik der englischen Geburtshülfe.
Augsb. 1820. 8.

§. 123.

Sehr selten möchten bei unserer jetzigen cultivirten Geburtshülfe die Fälle sein, welche die Embryotomie, d. h. den Gebrauch der scharfen Messer und schneidenden Hacken u. s. w. zur Zerstückelung des Kindes
im Mutterleibe erforderlich machten. Wir können also
die Beschreibung dieser Operation um so mehr hier
übergehen, da sich für solche unglückliche Fälle doch
keine speciellen Regeln angeben lassen, sondern diese
sich nach den damit verknüpften Umständen richten
müssen. Es wird uns daher in den folgenden Kapiteln nur der Kaiserschnitt und die Perforation
beschäftigen, Operationen, welche gewifs immer ihre
Anzeigen finden, was besonders auch von der letztern
gilt, obgleich neuere Geburtshelfer, namentlich Fr. B.
Osiander, dieselbe ganz verbannt wissen wollten.

Anm. v. Froriep sagt: „die Operation der Zerstükkelung ist überhaupt so schauderhaft, dafs gewifs jeder Geburtshelfer vorher alle andere mögliche Mittel berücksichtigt, ehe er dazu schreitet; und zum Glück kann man sich
jetzt in vielen Fällen, wo sonst gleich zerstückelt wurde,
durch Beharrlichkeit und Sorgfalt auf eine andere Art helfen." S. dess. Handbuch der Geburtsh. 8. Ausg. §. 501.

Wer nähern Aufschlufs über diese Operation zu haben
wünscht, der mufs sich freilich mehr an unsere ältern
Werke der Geburtshülfe, bei den Engländern freilich auch
an einige der neusten halten. In Holland erschien im
Jahre 1810 folgende Dissertation über diesen Gegenstand:
„De partu difficili instrumentis secantibus absolvendo auct.
Rein Mesdag. Groning. 8."

Siebentes Kapitel.
Vom Kaiserschnitte.

§. 124.

Man versteht unter Kaiserschnitt die Entbindung einer Frau von einem oder mehreren Kindern, zu Stande gebracht durch die kunstgemäfse Eröffnung des Bauchs und der Gebärmutter, wobei man den Zweck hat, Mutter und Kind zu gleicher Zeit zu retten, oder nur letzteres zu erhalten. Will man Mutter und Kind zu gleicher Zeit am Leben erhalten, so wird diese Operation stets an einer Lebenden unternommen, dagegen sie an einer Verstorbenen ausgeübt wird, um das Kind zu retten.

Anm. Synonyma des Kaiserschnitts sind: Hysterotomotokie, ein Ausdruck, den Franc. Rousset in seiner Abhandlung über diesen Gegenstand 1581 gebrauchte: ferner Laparohysterotomie, Gastrohysterotomie, Sectio caesarea, welche letztere Benennung in alle neuere Sprachen überging: Operation césarienne, cesarian operation, imperial cutting, operazione cesarea, keizerlyke snee u. s. w. Es ist darum auch wohl diese letztere Benennung als allgemein verständlich allen andern vorzuziehen.

§. 125.

Die Spuren dieser Operation verlieren sich bis ins dunkelste Alterthum, wenigstens finden wir schon im mythischen Zeitalter Belege dazu. Nur müssen wir wohl unterscheiden die Operation an Toden verrichtet von der an Lebenden ausgeübt. Letzteres geschah erst um das Jahr 1500. Bei den Römern gab Numa Pompilius ums Jahr 715 v. Chr. das Gesetz, keine schwanger verstorbene Frau zu begraben, wenn ihr nicht zuvor die Frucht aus dem Leibe geschnitten wäre, um nämlich letztere wo möglich am Leben zu erhalten:

ten; wer dagegen handelte, sollte als Mörder angesehen werden: ein Gesetz, welches wir später in allen Gesetzbüchern wieder finden. Erst im Anfange des 16ten Jahrhunderts machte Jacob Nufer, Schweineschneider zu Siegershausen im Thurgau in der Schweitz an seiner eigenen Frau mit glücklichem Erfolge den Kaiserschnitt, und nun folgten bald mehrere seinem Beispiele; Rousset schrieb die erste wissenschaftliche Abhandlung über diese Operation, so wie dann später Bauhin, Ruleau, Vater, Slevogt als die ersten ältern Schriftsteller darüber zu nennen sind. Es haben sich freilich, wie in der neuern Zeit, auch schon in der ältern Feinde des Kaiserschnitts erhoben, und unter diesen verdienen genannt zu werden: Paré, Guillemeau, Rolfink, Mauriceau, Solingen und La Motte: doch müssen wir gewifs wohl unterscheiden, sie verdammen keineswegs den Kaiserschnitt gänzlich, sie begränzen blos seine Anwendung und zeigen seine Gefährlichkeit, da es nicht zu läugnen ist, dafs es eine Zeit gab, wo man zu häufig und in Fällen, die ihn gar nicht erforderten, zu ihm schritt. In neuern Zeiten haben sich um diese Operation verdient gemacht, theils durch Vervollkommnung des Technicismus, theils durch eigene glückliche Vollziehung desselben: Levret, Stein, Stark, Fr. B. Osiander, El. v. Siebold, Joerg, v. Graefe u. s. w. Dagegen ist als Gegner in Frankreich aufgetreten Sacombe, ein Mann, der freilich den alles verheerenden Geist der französischen Revolution auch auf seine Wissenschaft übertragen wollte; bekannt ist die Stiftung seiner école anticésarienne und die Errichtung einer Schandsäule, an welcher man die Namen derjenigen Aerzte, welche den Kaiserschnitt je verübt und ihn empfohlen hatten, erblickte. Es ist auch hier Verdienst der neusten Zeiten, die Indicationen des Kaiserschnitts genau festgestellt, über die beste Operationsmethode entschieden, und auch die Nachbehandlung am zweckmäfsigsten angeordnet zu haben.

Ueber die Geschichte des Kaiserschnitts vergl. J. Fr. Nettmann (C. Sprengel) Spec. sist. sectionis caesareae historiam. Hal. 1805.

Anm. 1. Nach der alten Mythe soll Aesculap selbst von seinem Vater Apollo aus dem Leibe seiner Mutter Coronis, welche Diana getödet hatte, ausgeschnitten worden sein. Vergl. Ovid im 2ten Buch der Metamorphosen, Fab. II. und Natal. Comitis mythologiae libr. X. Genev. 1641. 8 lib. IV. cap. XI. De Aesculapio. Auch Virgil erzählt in seiner Aeneid. lib. X. v. 315. von einem Helden, der nach dem Tode seiner Mutter aus ihrem Leibe geschnitten worden sei:

Inde Licham ferit, exsectum jam matre peremta
Et tibi, Phoebe, sacrum etc.

Der gelehrte Commentator Servius führt bei dieser Stelle an, alle auf diese Weise aus dem Leibe der verstorbenen Mutter geschnittenen seien dem Phoebus heilig, da er der erste gewesen, welcher durch diese Operation seinen eigenen Sohn an's Leben gebracht hatte. Auch Plinius erzählt in seiner Historia mundi mehrere Beispiele dieser Art, und giebt auch die beste Erklärung des Wortes: „a caeso matris utero," hist. nat. lib. VII. cap. VII. — Wenn auch alle die bisher angeführten Beispiele aus dem Alterthume sich auf keine bestimmten Beweisgründe stützen, sondern mehr fabelhaft zu nennen sind, so beweisen sie doch die Kenntnifs der Operation bei den Schriftstellern, die sie uns mitgetheilt haben.

Anm. 2. Das Gesetz des Numa Pompilius, bekannt unter dem Namen Lex regia, heifst in der Ursprache: „Mulierem, si praegnans mortua fuit, nisi exciso partu, ne humato, qui secus faxit, quasi spem animantis peremerit, ita esto." Vergl. leg. reg. et decemvir. Just. Lipsii opera studioque collect. in Dionys. Halic. opp. ed. Reiske. Vol. IV. Lips. 1775. 8. pag. 2368, und Marc,

Commentaire sur la loi de Numa Pompilius relative à l'ouverture cadaverique des femmes mortes enceintes, in den Mém. de la Société médicale d'émulation. Vol. VII. 1711. pag. 247. Dieses Gesetz ist auch in alle neuere Rechtsbücher übergegangen, nur mit der Modification, dafs man nicht immer den Kaiserschnitt zur Erhaltung des Kindes anwendet, sondern nach Umständen mit der Zange oder mittelst der Wendung seinen Zweck erreicht. Vergl. hiezu den Aufsatz von Dr. Fulda: „Ueber Wendung und Zangengebrauch an Schwangerverstorbenen" in El. v. Siebold's Journal. VI. Bd. 3. St. pag. 506., daher auch in den neuern Gesetzbüchern der Kaiserschnitt nicht mehr als alleinige unbedingte Hülfe empfohlen wird: vergl. z. B. das allgemeine Landrecht für die preufs. Staaten. Zweiter Theil. 2. Bd. Berl. 1825. Tit. XX. §: 737.: „Personen, die während ihrer Schwangerschaft und vor der Entbindung gestorben sind, dürfen nicht eher beerdigt werden, als bis wegen Rettung des im Mutterleibe befindlichen Kindes die erforderlichen Anstalten mit der nöthigen Vorsicht getroffen worden."

Anm. 3. Merkwürdig ist der Ausspruch Paré's, der heut zu Tage indessen seine Gültigkeit verloren hat: „Caeterum non possum satis mirari eos, qui sibi visas mulieres affirmant, quibus non semel novacula abdomen cum subiecto utero rescissum sit ad foetum, nunquam alioquin proditurum, extrahendum. Id enim salva matre fieri posse mihi persuadere nunquam potui etc." S. dess. Opera chirurgic. Francof. ad M. 1594. Fol. pag. 689. Vom Gegentheil hätten ihn so manche glückliche Kaiserschnitte unserer Zeit überzeugt, unter denen wir nur auf den von Dr. Schenk zu Siegen aufmerksam machen, welcher denselben an ein und derselben Person zweimal mit dem glücklichsten Erfolge ausgeübt hat. Vergl. El. v. Siebold's Journal. V. Bd. 3. St. und VI. Bd. 2. St., wo Herr Dr. Schenk in zwei gediegenen Aufsätzen seine Fälle beschreibt. Eben so hat hier in Berlin Herr Geh. Rath v. Graefe im Jahre 1825 denselben mit dem besten Erfolge für Mutter und Kind unternommen. Vergl. Friedemann diss. de sectione caesarea in instituto clinico chirurgico etc. hoc anno peracta, matre proleque superstitibus et salvis. Berol. 1825., eine Schrift, die wahrscheinlich als Vorläufer dem bald darauf erscheinenden Aufsatze von Graefe selbst dienen sollte: „Ueber Minderung der Gefahr beim Kaiserschnitte, nebst der Geschichte eines Falles, in welchem Mutter und Kind erhalten wurden" in v. Graefe und v. Walther's Journale. IX. Bd. 1. Hft. 1826. pag. 1. Nicht so glücklich war der allerneuste Kaiserschnitt des Jahrs 1827, welchen Hr. Medic. Rath Prof. Kluge in der Entbindungsanstalt des Charité-Krankenhauses verrichtete. Die Mutter starb am 5ten Tage nach der Operation. Beschrieben ist dieser Fall in: Bobertag diss. de periculis, quae e sectione caesarea puerperis contingunt. Berol. 1827. 8.

§. 126.

Was die Methoden anbetrifft, nach welchen man diese Operation vollbringen soll, so müssen wir deren hier vier anführen, unter welchen als die älteste Methode:

1) Der Seitenschnitt zuerst aufgezählt zu werden verdient. Rousset beschrieb diese Art, den Kaiserschnitt zu vollziehen, bei welcher seitwärts von der weifsen Linie die Eröffnung des Leibes vorgenommen wird. Levret hat das Verdienst, den Ort genauer bestimmt zu haben, wo der Einschnitt vollzogen werden soll, nämlich auf der Seite, nach welcher der Grund der Gebärmutter hingeneigt ist; ein Verfahren, welches Millot gerade umgekehrt befolgt haben wollte.

2) An diese Methode reiht sich am besten an der Schnitt in der weifsen Linie, eine eben so gebräuchliche, wie die eben angeführte, ja wo sie nicht geradezu untersagt ist, diejenige, welche immer gewählt werden sollte. Nach einigen wird sie Z. Platner zugeschrieben: allein sie war schon von Mauriceau

gekannt, und soll in Deutschland zuerst 1769 von Henkel verrichtet worden sein.

3) Eine dritte Methode ist hier zu nennen, freilich mehr des geschichtlichen Werthes wegen, als dafs sie als zweckmäfsig empfohlen werden kann: es ist der Queerschnitt von Lauverjat. S. dess. Nouvelle méth. de pratiquer l'opération césar. Par. 1788. Uebers. Leipz. 1790.

4) Um endlich keine Richtung des Schnittes am Bauche unversucht zu lassen, gab Stein d. j. den sogenannten Schräge- oder Diagonalschnitt an. S. dess. geburtsh. Abh. Marb. 1803. 1. H. S. 125. ff. und dessen Lehre der Geburtsh. 2. Th. S. 474. ff.

Anm. Vergl. zur Literatur dieser kurzen Angabe der verschiedenen Methoden: Schreger's Grundrifs der chirurgischen Operationen. 1. Th. Nürnberg 1825. 8. pag. 465. u. ff.

§. 127.

Unter den angeführten Methoden hat nun der Schnitt in der Linea alba, welchen Smellie, Deleurye und Richter besonders empfohlen haben, das meiste für sich. Einmal haben wir hier eine sehr geringe Blutung beim Durchschneiden der Bauchdecken, ferner wird die Wunde der Erfahrung gemäfs eher heilen, obgleich hier sehnige Theile durchschnitten werden, und endlich werden die Feuchtigkeiten weit leichter aus der Schnittwunde ausfliefsen, indem nach der Zusammenziehung des Uterus die Oeffnung in der Bauchwand doch immer noch mit der in der Gebärmutter correspondiren wird, ein Umstand, der gerade den Queerschnitt so sehr unpraktisch macht. Ausnahmen finden freilich statt; es kann eine andere Richtung des Schnitts nöthig werden, z. B. wegen Schieflage des Uterus, oder wenn zwischen Nabel und Schambogen nicht genug Raum sein sollte, wie es bei starkem sogenannten Hängebauche der Fall ist. In letztern Fällen würde sich der seitliche Schnitt empfehlen: und wählt man dann gern die Seite, welche durch die Lage des Kindes die erhabenste ist. — Stein's Schrägeschnitt würde dem eben genannten rücksichtlich seiner Anwendung bei weitem nachstehen, und zu verwerfen ist gewiſs der Queerschnitt von Lauverjat, indem auch noch das queere Durchschneiden der Bauchmuskeln und die unvermeidliche Verletzung mehrerer Blutgefäſse die Heilung gewiſs sehr erschweren würden.

Anm. 1. Joerg's Vorschlag, den Ritgen modifizirt hat, nach geöffneter Bauchhöhle den Uterus sehr tief in der Gegend des Muttermundes zu öffnen, da hier der Mutterkuchen am besten vermieden werde, und auch der Uterus hier die dünnste Substanz habe, auch eine geringere Blutung statt finden würde, verdient gewiſs alle Aufmerksamkeit, nur möchte die Entwicklung des Kindes etwas mehr Schwierigkeit finden. Es muſste auch in einem Falle, bei welchem Ritgen seine eigene Methode in Anwendung setzte, derselbe doch noch zuletzt zur gewöhnlichen Art des Kaiserschnitts schreiten. Vergl. den Auszug aus den Heidelb. klin. Annal. 1825. Hft. 2. in der Gemeins. deutschen Zeitschrift für Geburtsk. Bd. l. Heft 1. Weim. 1826. pag. 183. u. ff.

Anm. 2. Unter so manchen andern Modificationen der einzelnen Acte dieser Operation und Vorschlägen, die in Beziehung auf den Kaiserschnitt gemacht worden sind, als z. B. das Operiren in einem lauen Bade, (Aitken) u. s. w. gehört doch wohl zu den abentheuerlichsten der Rath von Michaelis, den Uterus bei Gelegenheit des Kaiserschnitts zugleich zu extirpiren, um zu verhüten, daſs nicht wieder in Zukunft diese Operation nöthig werde. S. El. von Siebold's Lucina. V. Bd. 1. St. pag. 49. „Es wäre wohl die Frage, ob man nicht die Operation des Kaiserschnittes, wenn man sie mit einer Extirpation des Uterus, der doch nur ein Uebel unter solchen Umständen ist, verbände, weniger gefährlich machte?" Dieser Vorschlag käme denen zu Statten, welche ohne bestimmte Indication den Kaiserschnitt unternehmen. Die Natur kann sie dann freilich durch eine zweite natürliche Geburt nicht mehr Lügen strafen, wie solche Fälle vorgekommen sind.

§. 128.

Zur Vollbringung der Operation sind folgende Vorbereitungen nothwendig: Man wähle ein gutes Locale, geräumig und hell genug, und entferne beim Zeitpunkte der Operation alle unnöthigen Personen. Man untersage alles starke Verarbeiten der Wehen, und wenn man erst bei schon eintretender Geburt zu Hülfe gerufen wird, dann wende man erst alle nöthigen Mittel zur Beseitigung der etwa statt habenden Zufälle an. Eben so sorge man kurz vor der Operation für Entleerung des Mastdarms und der Blase. — Der Operationsbedarf an Instrumenten u. s. w. ist folgender: Ein grofses bauchiges Messer, das geknöpfte Bistouri von Pott, ferner eine Hohlsonde: zum Auseinanderziehen der Wundlefzen hat man wohl stumpfe Hacken in Vorschlag gebracht. Ferner zum Blutstillen Arterienhacken, Pincetten, Nadeln und gewichste Fäden: endlich alles, was zum Verbande bei grofsen Wunden nöthig ist, z. B. Charpie, Heftpflaster (sogenannte Schwalbenschwänze), Compressen, Handtücher u. s. w. Es versteht sich von selbst, dafs alles das, was bei allen Operationen stets vorräthig sein mufs, auch hier nicht fehlen darf, als kaltes und warmes Wasser, Essig, Wein und die nöthigsten Restaurantia. Eben so mufs der Operateur sein geburtshülfliches Besteck bei der Hand haben, besonders die Zange, da er nicht wissen kann, welche Zufälle sich ihm aufdringen — Gehülfen bedarf der Operateur sechs. Einer stellt sich demselben gegenüber, um ihm zunächst behülflich zu sein. Es mufs gerade dieser Assistent der geschickteste und geübteste sein. Zwei müssen es übernehmen, für das Zurückhalten der Gedärme zu sorgen: ein vierter fixire die Füfse der Person, und einer mufs angewiesen werden, dem Operateur die Instrumente zu reichen. Für die Restauration und für Trost der Leidenden mufs ebenfalls jemand angestellt werden, wenn letzteres nicht von Seiten der Hebamme geschieht, die dann am Kopfe der Person steht, denselben hält u. s. w. und hernach auch für das Kind sorgt. — Hinsichtlich der Lage der zu Operirenden kann man dazu entweder ein gewöhnliches Bett mit einer Matraze wählen, oder auch einen hinlänglich grofsen feststehenden Tisch, auf welchen man ebenfalls eine Matraze, Kopfkissen, Bettlaken u. s. w. legt. Die Person lege sich in einer horizontalen Rückenlage darauf, wobei der Unterleib nicht so sehr angespannt werden darf, weswegen man die Kreutzgegend und den Oberleib durch Kissen oder Polster gelinde erhöhen mufs. — Das Gesicht der Person kann man mit einem dünnen Tuche bedecken, was indessen manche zu ängstlich macht, daher am besten der obenstehende Gehülfe oder die Hebamme den Kopf mit den haltenden Händen seitwärts richtet.

Anm. Levret und Stein d. ält. gaben zur Vollführung der Operation eigene Bistouris an, die indessen ganz überflüssig sind. Letzterer gab den Klingen in den Stielen eine solche Stellung, die dem Winkel gleichkommt, welchen sie, zum Schnitte ergriffen, mit dem Stiele machen würden. Eben so gab Zeller ein eigenes Messer an. S. dess. Lehrbuch der Geburtskunde. 2. Aufl. Wien 1803. Tab. I. Fig. 8. u. 9. — Die Füfse der zu Operirenden mit schmalen Servietten zusammen zu binden, möchte ebenfalls überflüssig werden, wenn man die untern Extremitäten nur auf die im §. angegebene Weise halten läfst, überhaupt der Person vernünftig zuspricht, keine unnöthigen und störenden Bewegungen zu machen. Das Binden und Knebeln hat immer etwas Widerliches, und ist so lange als möglich zu vermeiden.

§. 129.

Ehe man nun zum Schnitt selbst schreitet, treffe man noch die gehörige Vorbereitung, nach geöffnetem Bauche den Vorfall der Därme zu verhüten. Es sind zu diesem Ende mancherlei Vorschläge gemacht, theils auch wirklich in Anwendung gesetzt worden, von denen die gebräuchlichste Methode war, dafs ein Gehülfe seine flache Hand über dem Nabel auf den Unterleib der Gebärenden legen, und dieselbe gelinde gegen den Grund der Gebärmutter drücken mufste: dadurch wollte man wenigstens das Vorfallen der Gedärme, besonders des Netzes, durch den obern Winkel der nachmaligen Schnittwunde hindern: kam es aber dennoch zum Vorfalle, so mufste das Prolabirte von dem Gehülfen zurückgehalten werden. Indessen wurden die Gedärme doch hiebei der Einwirkung der Atmosphäre ausgesetzt, desgleichen mufsten wiederholte Handgriffe der Reposition, was theils mit blofser Hand, theils mit Servietten geschah, mehr oder weniger Reiz, und darauf folgende Entzündung dieser Theile hervorbringen. Autenrieth schlug vor, die Fäden zur blutigen Nath schon vor der Oeffnung der Gebärmutter einzustechen, um so hernach der herausquellenden Gedärme eher Herr werden zu können. S. dessen und Bohnenberger's Tübing. Blätter. II. Bd. 1. H., Ritgen empfiehlt 8—12. Heftpflasterstreifen von 1½ bis 2 Ellen Länge, vor der Operation von hinten her anzukleben, um so durch gürtelförmiges Anlegen des obersten Pflasters den Vorfall der Gedärme zu beschränken. S. dess. Anzeigen der mechan. Hülfen bei Entbindungen. Giefsen. 1820. pag. 448. Alle diese Methoden entsprechen dem Zwecke nicht, sie sind oft bei der gröfsten

Aufmerksamkeit und Sorgfalt, die man auf ihre Ausführung verwendet, nicht im Stande, den Vorfall zu verhüten; man hat daher in neuern Zeiten den Vorschlag gemacht, mittelst grofser Badeschwämme, die man kurz vor der Operation in warmes Wasser taucht, und dann ganz ausprefst, die Zurückhaltung der Gedärme in der Art zu bewerkstelligen, dafs man den Ort des Einschnitts rings herum vor der Incision mit diesen Schwämmen umgiebt, die Gedärme nach den Seiten hinstreichen, und mit den Schwämmen daselbst nach und nach andrücken läfst, bis die Gedärme ganz und gar nach hinten gewichen sind, mithin die Bauchwand sich nur allein an den Uterus innerhalb des freigelassenen Kreises, wo der Schnitt vollzogen werden soll, anlegt. Nur dann, wenn der Uterus so frei von allen Gedärmen gefühlt wird, beginne der Schnitt, und zugleich müssen während der ganzen Operation die dazu angestellten Gehülfen die Schwämme andrücken, und so die Gedärme nach den Seiten hin zurückhalten.

Anm. v. Graefe war der erste, welcher diese Methode bekannt machte und genau beschrieb am angef. Orte pag. 14. Sie leistete ihm auch die besten Dienste, entsprach vollkommen ihrem Zwecke, und dasselbe bestättigte sich auch bei dem Kaiserschnitte, welchen Kluge im Charité-Krankenhause verrichtete. Es soll indessen früher schon Hedenus diesen Vorschlag gemacht und ausgeführt haben, worüber freilich die schriftlichen Belege fehlen.

§. 130.

Es tritt nun der Operateur auf die rechte Seite der auf die beschriebene Weise zweckmäfsig gelagerten Person, ergreift das convexe Bistouri, und spannt sich nun mit der linken Hand von beiden Seiten die Haut etwas an, wo er den Einschnitt machen will: er führe nun das Messer in einem leichten Zuge von oben nach unten, so dafs der Hautschnitt 5½—7 Zoll Länge beträgt. Er wird sich dann bald überzeugen, wie viel Messerzüge nothwendig sein werden, um das Peritonaeum zu entblöfsen, und er mufs, je tiefer er kommt, desto behutsamer zu Werke gehen, um das Bauchfell nicht vor der Zeit zu verletzen. Andere empfehlen, eine Hautfalte zu bilden, wogegen sich nichts sagen läfst, der minder Geübte mag sogar besser daran thun, sich dieser Operationsweise zu bedienen, indessen möchte der Schnitt aus freier Hand schon darum vorzuziehen sein, weil man mit einer Falte die Länge des Schnitts doch nicht so genau vorher berechnen kann. Zeigt sich bei Durchschneidung dieser Theile eine Blutung, so kann man dieselbe mittelst eines in Essig getauchten Schwammes beseitigen, oder, wenn bedeutendere Gefäfsstämme verletzt sind, mufs man sie unterbinden. — Nachdem nun das Peritonaeum so blofs gelegt ist, mache man mit Vorsicht einen Einschnitt, von 1 Zoll Länge, in dasselbe, indem man es an dem Orte, wo man diese Incision macht, in eine Falte erhebt: man gehe nun in die gemachte Oeffnung mit dem Zeige- und Mittelfinger ein, dilatire das Bauchfell nach oben und unten mit einem geknöpften Bistouri, indem man beide Finger vorangehen läfst, und hiebei besonders die Harnblase meidet. Gerade nach Eröffnung des Bauchfells müssen die Gehülfen ihre Aufmerksamkeit verdoppeln, um weder Netz noch Eingeweide vorfallen zu lassen.

Anm. Das Bauchfell kann man auch mittelst einer eingebrachten Hohlsonde und dem dazu gehörigen Knopfbistouri öffnen: doch möchte das im §. angegebene Verfahren vorzuziehen sein, da das Gefühl der eingebrachten Finger durch nichts ersetzt und nur so jede Verletzung benachbarter Organe am besten vermieden werden kann.

§. 131.

Es folgt nun die Eröffnung der Gebärmutter, welche sich als ein bläulich rother Körper in der Schnittwunde zeigt. Zu dem Ende lasse man sich die Lefzen der Bauchwunde etwas auseinander ziehen, und mache in den durch die Gehülfen fixirten Uterus mit dem bauchichten Bistouri vorsichtig einen Einschnitt, welcher einen Zoll tiefer unter dem obern Winkel des Bauchschnitts anfangen mufs: merkt man, dafs man sich den Eihäuten nähert, welches eine weifsliche Farbe, die sich in der Wunde zeigt, beurkundet, so erweitert man auf dem eingebrachten Zeigefinger die Wunde von oben nach unten, so dafs sie $4\frac{1}{2} - 5$ Zoll beträgt, als das äufserste Mafs für den langen Durchmesser des Kopfs. Es mufs dieser Schnitt in die Gebärmutter aber so schnell wie möglich gemacht werden, damit bei eintretenden Contractionen keine Zerreifsung des Uterus geschehe.

Anm. Die drei angegebenen Schnitte, durch die Haut, das Bauchfell und den Uterus, machen die drei ersten Acte der Operation aus, kommen indessen bei der Ausführung nicht immer so genau getrennt vor: gewöhnlich trennt der erste Schnitt gleich Haut, Muskeln und Bauchfell.

§. 132.

Hat man den Sitz der Placenta glücklich vermieden, so öffne man die Eihäute, und entwickle das Kind mit aller Vorsicht, aber auch ohne alle Säumnifs, um nicht durch Kontraktionen der Gebärmutter daran verhindert zu werden, wobei leicht Einschnürung eines noch im Uterus sich befindlichen Kindestheils entsteht. Man unterbindet nun den Nabelstrang und übergiebt das Kind einem Gehülfen oder der Hebamme zur Besorgung. Der Mutterkuchen wird nun losgetrennt und aus der Schnittwunde entfernt, was ebenfalls schnell geschehen mufs, ehe sich der Uterus contrahirt. — Hat man aber die Placenta nicht vermeiden können, was manchmal unmöglich ist, so wird dann freilich eine starke Blutung eintreten, da in der Gegend der Insertion des Mutterkuchens die stärksten venösen Gefäfse sich vorfinden. In diesem Falle trenne man lieber die Placenta erst los, entwickle das Kind und unterbinde die durchschnittenen Gefäfse der Gebärmutter, wobei El. v. Siebold den Rath giebt, wenn es erforderlich ist, mit einem oder zwei Fingern durch den Muttermund die Wundlefzen der Gebärmutter gegen die Bauchwunde anzudrücken, um das blutende Gefäfs aufzufinden. Einige Geburtshelfer haben den Rath gegeben, falls man mitten auf die Placenta gerathen sei, gerade dieselbe durchzuschneiden, indessen möchte doch wohl die allzu starke Blutung gefährlich werden, auch sich zu viel Blut in der Bauchhöhle ansammeln. Im äufsersten Falle hat Carus gerathen, den Mutterkuchen noch eher herauszunehmen, als das Kind, und so Mutterkuchen, Eihäute und Kind mit einem Male aus der Gebärmutterhöhle zu heben. S. dess. Lehrbuch der Gynaecologie. 2ter Theil. Leipz. 1820. §. 1284. pag. 381.

Anm. Wigand's Vorschlag, den losgetrennten Mutterkuchen mit einem Stäbchen durch die Wunde des Uterus nach dem Muttermunde hin zu drücken, um sie so auf natürlichem Wege heraus zu bringen, gleichsam als wolle man der Gebärmutter zuletzt noch weifs machen, sie habe doch auf natürlichem Wege geboren, lassen wir ganz unbeachtet, denn es kann ja doch der verletzte Uterus nicht Kraft genug haben, die Placenta auszutreiben, warum ihm also ein Geschäft aufbürden, was man durch das Wegnehmen der Placenta durch die Wunde so sehr erleichtern kann. Zu gleichem Ende hat Maygrier eine Sonde „Sonde à délivrance" angegeben, um die Nabelschnur durch die äufsern Geschlechtstheile herauszuleiten. S. dess. nouvell. demonstrat. d'accouchement. pl. LXXVI. p. 75.

§. 133.

Ist nun die Gebärmutter völlig entleert, so mufs man Bauchhöhle und Uterus vom Blute und andern Unreinigkeiten mit einem in laues Wasser eingetauchten Schwamme reinigen, man sehe darauf, dafs keine Gedärme vorgefallen sind, sorge für genaues Nebeneinanderliegen der Wundlefzen des Uterus, gebe acht, dafs sich weder Netz noch Därme in diese Wunde hineinbegeben, und mache nun Anstalt, die Bauchwunde zu vereinigen. Es kann dies auf eine doppelte Weise geschehen, entweder durch blofse Heftpflaster oder durch die sogenannte blutige Nath. Werden freilich bei der ersten Methode die schmerzhaften Stiche, welche die Entzündung des Bauchfells vermehren sollen, vermieden, und hat man auch Beispiele von glücklicher Heilung bei diesem Verfahren, so wird doch in letzterem Falle durch Anlegung blutiger Hefte die Haut weit besser vereinigt, die Wunde wird bei etwanigen Krämpfen des Unterleibs nicht aus einander klaffen, und die Heilung wird rascher erfolgen. Am besten eignet sich zur Heftung etwas breites Zwirnband, da man von diesem Material das Durchschneiden keinesweges zu fürchten hat, wenn es nöthig wird, die Hefte länger liegen zu lassen: auch werden wir mit drei bis vier solcher Hefte gewifs auskommen. Ueber diese Hefte werden nun lange Heftpflasterstreifen angelegt, in den untern, offen gelassenen Winkel der Wunde bringt man ein kleines Plumasseau hinein, legt zur Seite zwei schmale Compressen, und befestigt das ganze mit einer passenden Bauchbinde. Man mufs nun für eine mehr abhängige Lage der Wöchnerin sorgen, damit die Feuchtigkeiten aus dem Wundwinkel fliefsen können, und zu dem Ende empfiehlt sich die Lage auf der rechten Seite.

Anm. 1. Die Binde, welche von Carl Casp. Siebold eigends zum Verbande nach dem Kaiserschnitte angegeben ist, soll die blutige Nath entbehrlich machen. Siehe Henkels Anweis. zum chirurg. Verbande, umgearb. von Stark. Berl. und Strals. 1802. 8. §. 240. pag. 242.

Anm. 2. Nach vollbrachtem Kaiserschnitte ist nun für den glücklichen Ausgang der Operation für die Mutter die größte Sorgfalt zu tragen, und hier geht eigentlich die schwerste Aufgabe des Arztes erst an, die Mutter durch alle Gefahren eines solchen Wochenbettes zu führen, damit der Kaiserschnitt nicht der Todesschnitt werde, wie ihn ein neuerer Geburtshelfer zu nennen pflegt. Die Operation selbst auszuführen, ist das wenigste, hat sie ja doch ein Schweineschneider zuerst mit dem besten Erfolge verrichtet; die Nachbehandlung bleibt Hauptsache, und selbst dann, wenn der Arzt bei dem Laien sich Ruhm und Ansehen durch die Erhaltung einer solchen Frau erworben hat, mag er sich selbst ja nicht vorenthalten, dafs er in solchen Fällen so oft der guten Constitution der Person und der alles am weisesten ordnenden Natur den guten Erfolg seiner Operation zu danken habe. — Uebrigens verdient als Muster einer überaus sorgfältigen und zweckmäfsigen Behandlung nach dem Kaiserschnitte aufgestellt zu werden der Fall von Schenk in El. v. Siebold's Journale am angef. Orte.

§. 134.

Als eigene Art des Kaiserschnitts ist der Bauchschnitt anzusehen, der daher auch der unvollkommene Kaiserschnitt, Gastrotomie, Laparotomie, genannt wird. Es kömmt hiebei nur darauf an, den Unterleib zu öffnen, und da er am häufigsten dann angewendet wird, wenn der Foetus in der Bauchhöhle befindlich ist, sei es nun durch einen Rifs der Gebärmutter, oder durch eine Bauchschwangerschaft, so bestimmt die Lage der

Frucht auch den Ort, wo der Einschnitt gemacht werden mufs; nur sei man auch vorher überzeugt, dafs das Kind nahe über den Gedärmen und dem Netze liege, denn wenn der Foetus tiefer unten oder hinter den Gedärmen liegt, wird kein glücklicher Ausgang die unternommene Operation krönen.

Endlich mufs hier noch der Vaginalschnitt, die Elythrotomie angeführt werden, eine Operation, welche durch eine in das Scheidengewölbe gemachte Wunde den Foetus zur Welt befördert, wenn nämlich derselbe bei einer Bauchschwangerschaft hinter der Scheide gelagert ist, und deutlich daselbst gefühlt werden kann. Nur in letzterm Falle ist diese Operation zu unternehmen, nicht aber nach Moth immer der Gastrotomie vorzuziehen, der zu diesem Zwecke eigene Bistouris recto-vaginales angab. — Hinsichtlich des Manuels bei dem Scheidenschnitt wird verwiesen auf den Aufsatz in El. von Siebold's Journal. IV. Bd. 2tes St.: „Eilfmonatliche Extrauterinalschwangerschaft und Entbindung durch den Vaginalschnitt vom Herausgeber."

Anm. In der neusten Zeit hat Langenbeck den Bauchschnitt verrichtet zur Extirpation des ganzen scirrhösen Uterus, indessen hatte diese Methode eben so wenig Erfolg für die Erhaltung der Mutter, wie die gewöhnliche. Sollte nicht gerade diese doppelte Verwundung des Bauchs und der Scheide auch die Gefahr verdoppeln? Vergl. meine Diss. de scirrho et carcinomate uteri. Berol. 1826. 4., wo ich die Geschichte ausführlich mitgetheilt habe.

Achtes Kapitel.
Von der Perforation.

§. 135.

Der Zweck aller bisher genannten Handgriffe und Operationen war dahin gerichtet, ein lebendes Kind zu er-

erhalten, und nur zufällig kann es geschehen, dafs wir mittelst derselben die Mutter von einem todten Kinde entbinden, sei es nun, dafs dasselbe schon lange abgestorben ist, oder sein Leben erst während der Geburt verliert. Die hier abzuhandelnde Operation hingegen befördert in jedem Falle das Kind todt zur Welt, da sie sich solcher Mittel bedient, die, wenn sie auch wirklich einmal an einem noch lebenden Kinde ausgeübt werden, den Tod desselben zur nothwendigen Folge haben würden. Es wird nämlich bei der Perforation (auch Enthirnung, Excerebratio genannt) der Schädel des Kindes angebohrt, und dadurch der Ausflufs des Gehirnes bewirkt, um so den Kopf, bei Mifsverhältnifs desselben gegen das Becken, zu verkleinern, und den Austritt desselben möglich zu machen.

Anm. Die Perforation soll blofs dann gemacht werden, wenn der Geburtshelfer von dem Tode des Kindes überzeugt ist, im entgegengesetzten Falle würde bei so engem Becken der Kaiserschnitt zu machen sein. Englische Geburtshelfer, z. B. Osborn, empfehlen sie indessen auch bei noch lebenden Kindern, indem sie so sehr wenig Zutrauen zum Kaiserschnitte hatten. Da auch einige der neuern deutschen Geburtshelfer hierin ein loses Gewissen zeigten, so war es kein Wunder, dafs Fr. B. Osiander als grofser Gegner der Perforation auftrat, und sie nie angezeigt wissen wollte, worin er indessen bestimmt zu weit ging, jedoch gewifs viel dazu beitrug, das seltener werden dieser unangenehmen Operation in Deutschland zu bewirken. Von der ältern Zeit kann hier die Rede gar nicht sein, da seit Erfindung der Zange die Perforation in ihrem Wirkungskreise schon bedeutend geschmälert wurde. Ganz verwerflich wird sie aber nie werden, da bei todtem Kinde die Mutter doch wenigstens gerettet, und der so lebensgefährliche Kaiserschnitt entbehrlich wird. Ueber die speciellen Indicationen derselben vergl. die Lehrbücher von Froriep, J. Fr. Osiander, El. v. Siebold, Stein u. s. w.

§. 136.

Was die Instrumente anbetrifft, deren man sich zur Verrichtung dieser Operation bedienen kann, so müssen hier zuerst genannt werden die eigentlichen Kopfbohrer, Perforatoria, deren wir eine sehr grofse Menge besitzen. Wir können diese am besten in drei Hauptklassen bringen: in Scalpell- oder lanzettartige, in Scheerenförmige und endlich in Trepanartige Kopfbohrer.

1) Diejenigen, welche die Scalpell- oder Lanzettform haben, sind entweder ungedeckt, wozu alle ältern Instrumente gehören, z.B. die von Hippocrates, Paul. Aegineta, Paré, Mauriceau, Petermann, Aitken: oder sie sind gedeckt, das Messer befindet sich in einer Scheide, und es kann entweder das Messer vorgeschoben, oder die Scheide zurückgebracht werden, welcher letztere Mechanismus am Instrumente von Wigand statt findet: zu jenen gehören hingegen die von Ould, Fried und Roederer.

2) Die Scheerenförmigen sind entweder nach einwärts schneidend, wie die von Smellie, Walbaum, Klein, Lederer, oder sie schneiden nach auswärts, wohin die Perforatoria von Levret, Stein, Steidele, Klees, Orme, Loeffler, Ei. v. Siebold gehören.

3) Trepanartige haben angegeben Assalini, Joerg, Ricke und Mende.

Als Knochenzange, die hier oft nöthig wird, empfiehlt sich die schon oben unter dem geburtshülflichen Apparate angeführte, von Boer. (Excerebrationspincette). Knochensägen und Hirnlöffel, wie Fried welche angegeben, können entbehrt werden.

Anm. Ich habe hier nur einige Perforatoria angeführt, und es gilt hier dasselbe, was ich oben §. 97. in der Anmerk. geäufsert habe. In Beziehung auf ein vollständiges Verzeichnifs dieser Instrumente und ihre einzelnen Modificationen verweise ich auf das vollständigste Werk von Sadler; Varii perforationis modi descripti et enarrati. Diss. medico-obstetr. Acced. tabul. XII. lithographic. Carlsruhae 1826. 4., worin sämmtliche hieher gehörigen Waffen auf das genauste und deutlichste beschrieben und abgebildet sind.

§. 137.

Unter den angeführten Instrumenten entsprechen die Scheerenartigen, deren innere Fläche stumpf ist, am allerbesten ihrem Zwecke, besonders wenn dieselben noch mit der Beckenkrümmung versehen sind, wie es an El. v. Siebold's Perforatorium der Fall ist, welches eine etwas scharfe Spitze hat, die sich nach und nach in einen abgerundeten Rand verliert, um die Geburtstheile der Gebärenden nicht zu verletzen. Von der Spitze ungefähr 1½" entfernt ist es an der innern Seite der einen Branche mit einem abgerundeten Stifte versehen, welcher bei der Vereinigung beider Theile des Perforatoriums in ein Loch an der entgegengesetzten Branche paſst, damit sich bei dem Einstoſsen in den Kopf beide Theile nicht verschieben. Auſserdem sind die Griffe zu beiden Seiten zur Hälfte abgerundet. Vergl. Sadler am angef. Orte §. 83. und Tab. X. Fig. 47.

Anm. Mit den scalpellartigen Perforatorien läſst sich gewiſs die Oeffnung nicht so gut erweitern, wie mit den scheerenförmigen, auch können jene weit leichter mütterliche Theile verletzen. Was die trepanartigen Kopfbohrer betrifft, die an jede Stelle des Kopfes angebracht werden können, so haben sich fast alle Geburtshelfer gegen dieselben erklärt: da mich indessen Schüler solcher Lehrer, die sich derselben bedienen, und welche sie bei letztern anwenden sahen, versicherten, sie entsprächen vollkommen allen Anforderungen, so enthalte ich mich jedes Urtheils über dieselben, indem ich selbst noch keine Versuche mit denselben gemacht habe.

§. 138.

Hat man sich entschlossen, die Operation zu unternehmen, und ist die Person zu dem Ende zweckmäfsig gelagert, wozu sich am besten die Queerlage eignet, da diese zur nachherigen nöthig werdenden Extraction die bequemste ist; so untersuche der Geburtshelfer noch einmal genau den Stand des Kopfes, bezeichne sich die Fontanelle, wo er das Perforatorium einstofsen will, oder wenn weder die grofse noch die kleine zu erreichen sind, eine am nächsten liegende Nath, und bringe nun zwei bis vier Finger, im nöthigen Falle, besonders bei sehr hoch stehendem Kopfe, die ganze Hand, mit der Salbe bestrichen, ein, setze sie gegen die zu durchstofsende Stelle, oder fixire den Kopf, wenn er beweglich ist, und führe nun das ergriffene Perforatorium auf den Fingern ein, prüfe erst genau, ob es an den rechten Ort gekommen, ob er keine Theile des Muttermunds u. s. w. damit verletze, und stofse es nun fest und sicher in den Kopf des Kindes ein. Hierauf wird es geöffnet, um das gemachte Loch noch mehr zu erweitern, und einigemal herumgedreht, wornach sich bald genug Gehirn entleeren und der Kopf sich verkleinern wird. Sind von Seiten der Mutter kräftige Wehen da, so werden diese oft allein im Stande sein, den nun kleiner gewordenen Kopf herauszutreiben. Im entgegengesetzten Falle hingegen mufs der Geburtshelfer den Kopf extrahiren, was entweder mit der blofsen Hand, oder auch mit der Geburtszange geschehen kann. Letztere ist oft schon vor der Perforation angelegt worden: sie bleibt dann am besten liegen und kann später auch noch zur Compression des Kopfes gebraucht werden. Beim Herausziehen des Kopfs decke ein Gehülfe die scharfen Ränder der gemachten Oeffnung, damit diese nicht verletzend auf die Mutter einwirken. Diese Vorsichtsmaſsregel wird dann um so nöthiger, wenn man sich veranlaſst gefunden hat, mittelst der Excerebrationspincette Stücke von den Kopfknochen abzubrechen. Macht nach gebornem Kopfe der Rumpf des Kindes noch Schwierigkeit, so erfordert dies nach Umständen das Eingehen der Hand, theils um die ungünstige Lage zu heben, theils um mittelst Anlegen der Finger an Hals, Kinn und Nacken die Extraction vorzunehmen. In verzweifelten Fällen sind auch spitze Hacken nothwendig.

Anm. Fried, Coutouly und and. haben eigene gezähnte Zangen angegeben, um den Kopf recht sicher damit fassen zu können. Coutouly hat diese Einrichtung so mit seiner oben angegebenen Kopfzange vereinigt, daſs das complicirte Schloſs für beide Zangen dasselbe bleibt, und nur die Löffel verwechselt werden, die scharfen Spitzen befinden sich auf der innern Fläche der Löffel. An der Fried'schen Zange läuft zwischen beiden gezähnten Löffeln noch eine Art Kopfbohrer, der aber zu diesem Zwecke viel zu schwach ist. S. Sadler am angef. Ort. §. 29. u. Tab. IV. Fig. 20. Beide Instrumente gehören zu den entbehrlichen.

§. 138.

Wird endlich die Perforation nach abgerissenem Rumpfe vom Kopfe nöthig, ein sehr unglückliches Ereigniſs, so muſs freilich die ganze Hand eingehen, und noch vor Einbringung des Instruments den Kopf in eine zweckmäſsige Lage bringen. Hat man das Perforatorium eingestoſsen, und ist das Gehirn entleert, so kann gleichfalls bei kräftigen Wehen die Ausschlieſsung von selbst erfolgen; wenn dieses aber nicht geschieht, so muſs ihn entweder die Hand herausleiten, oder man muſs sich dazu des scharfen Hackens bedienen, der am besten in die Augenhöhlen gesetzt wird; bei dem Anziehen hat man aber wohl Acht zu geben, dafs derselbe nicht ausreifse, und so Theile der Mutter oder selbst die Hand des Geburtshelfers verletze.

Anm. Manchmal gelingt es bei abgerissenem Rumpfe, den zurückgebliebenen Kopf noch mittelst der Hand zu fassen, indem man mit dem Zeigefinger durch das grofse Hinterhauptsloch eingeht, und den so fixirten Kopf nach und nach herab- und herauszicht. Aufserdem empfiehlt man hier die Anlegung der Zange, so wie wir auch eine Menge sogenannter Kopfzieher zu demselben Zwecke besitzen. Vergl. El. v. Siebold's Lehrb. der prakt. Entbindungsk. §. 495. und die ff.

Druckfehler.

Seite 28 Zeile 2 von unten statt Trenulum lies Frenulum
— 38 — 5 v. ob. st. eine und dieselbe l. ein und dasselbe
— 52 — 2 v. ob. st. Kreuzbein l. Brustbein
— 56 — 1 v. unt. st. in 5 Fällen l. in 4 Fällen
— 65 — 1 v. unt. st. Mauriçeau l. Mauriceau
— 73 — 11 v. unt. st. der Damm l. den Damm
— 84 — 9 v. ob. st. Mütter l. Mutter
— 85 — 15 v. ob. st. an die Brust l. an der Brust
— 104 — 12 u. 14 v. ob. st. Knie l. Kniee
— 105 — 3 v. ob. st. d. h. lies und
— 107 — 5 v. unt. st. nach links l. nach rechts
— 118 — 7 v. unt. st. Santerelli l. Santarelli
— 139 — 9 v. unt. st. wurde l. würde.

Inhalt.

	Seite
Einleitung.	1

Erster Hauptabschnitt.
Von der Untersuchung.
Erstes Kapitel.
 Untersuchung des Beckens. 16
Zweites Kapitel.
 Untersuchung der weichen Geburtstheile, insbesondere der Scheidenportionen. 24
Drittes Kapitel.
 Untersuchung der Kindeslagen. 53
Viertes Kapitel.
 Untersuchung der Nachgeburt. 45

Zweiter Hauptabschnitt.
Von der Behandlung der natürlichen Geburt. 58
Erstes Kapitel.
 Behandlung der normalen Kopfgeburten. 60
Zweites Kapitel.
 Behandlung der natürlichen Fufs- und Steifsgeburt.' . . 72
Drittes Kapitel.
 Behandlung der umschlungenen Nabelschnur. 73
Viertes Kapitel.
 Vom künstlichen Wassersprengen. 75

Dritter Hauptabschnitt.	Seite
Von den geburtshülflichen Operationen	78
Erstes Kapitel.	
Von der künstlichen Fufsgeburt.	82
Zweites Kapitel.	
Von der künstlichen Steifsgeburt.	89
Drittes Kapitel.	
Von den Wendungen.	91
A. Allgemeine Regeln für die Wendung.	97
B. Specielle Fälle der Wendung.	102
Viertes Kapitel.	
Von den Zangenoperationen.	109
Fünftes Kapitel	
Von den Nachgeburtsoperationen.	147
Sechstes Kapitel.	
Von den Operationen, welche die Anwendung scharfer Instrumente erfordern.	152
Siebentes Kapitel.	
Vom Kaiserschnitte.	160
Achtes Kapitel.	
Von der Perforation.	176